BEAT RENÉ ROGGEN

Was tun bei Arthritis und Arthrose?

Neue Strategien gegen die durch Mangelernährung und Stress begünstigte Volkskrankheit

Innovationscontainer

Aktualisierte Ausgabe 2019

Copyright © by ARGE Innovationscontainer und
Beat René Roggen, CH-5415 Nussbaumen

Herausgeber: Arbeitsgemeinschaft Innovationscontainer

Herstellung und Verlag: Books on Demand GmbH, Norderstedt

ISBN 978-3-7347-5472-2

Alle Rechte – einschliesslich jener der Übersetzung in fremde Sprachen – bleiben vorbehalten. Kein Teil dieses Buches darf ohne schriftliche Genehmigung des Verlags reproduziert oder in ein anderes Medium umgesetzt werden.

Haftungsausschluss

Die in diesem Buch enthaltenen Informationen dienen primär Zielen der allgemeinen Orientierung und der Weiterbildung im Bereich der Nahrungsergänzungsmittel. Sie sind nicht für individuelle diagnostische oder therapeutische Zwecke bestimmt. Fragen Sie Ihren Arzt, Ihren Apotheker oder eine Fachperson für Ernährungsfragen, wenn Sie an Krankheiten oder den Folgen von Fehlernährung leiden oder wenn Sie sich über die Verwendung von Nahrungsergänzungsmitteln zu Zwecken der Therapieunterstützung oder der Krankheitsvorsorge informieren wollen.

Vorbemerkungen zu Gliederung, Inhalt und Lektüre

Das vorliegende, nach journalistischen Kriterien gegliederte und verfasste Werk über das Volksleiden Arthrose wie auch über Wege zu dessen sanfter Therapie und Prävention ist in mehrere in sich geschlossene Kapitel gegliedert. Diese beleuchten die jeweils in Titel und Vorspann skizzierte Thematik so, dass sich daraus eine umfassende Information ergibt. Dazwischen werden verschiedene Einzelaspekte der Arthrose-Behandlung detailliert abgehandelt und mit konkreten Handlungs- und Applikationshinweisen ergänzt.

Die Gliederung in einzelne eigenständige und weitgehend kohärente Kapitel hat für den Leser den Vorteil, dass er unter den jeweiligen Stichworten rasch zu den ihn interessierenden Informationen vorstossen kann, ohne gleich das ganze Buch durchlesen zu müssen. Und er erhält zugleich die Chance, die entsprechenden Informationen mit seinen eigenen Erwartungen und Bedürfnissen abgleichen und – im positiven Falle – in einen persönlichen Nutzen verwandeln zu können.

Anlass für die Wahl dieser spezifischen Form bildet aber auch die Beobachtung, dass Sachbücher heute kaum mehr in einem Zug von vorne bis hinten durchgelesen werden, sondern dass sich die meisten Leser zunächst einmal in jene Inhaltsteile vertiefen, die für sie von vorrangigem Interesse sind. Es kann deshalb nicht vorausgesetzt werden, dass beim Lesen eines Inhaltsteils die vorangehenden Kapitel inhaltlich schon oder noch präsent sind.

Schliesslich wissen wir aus der didaktischen Praxis, dass eine Thematik weitaus besser in ihren Zusammenhängen erkannt und memorisiert werden kann, wenn sie wiederholt und aus verschiedenen Blickwinkeln aufgenommen und verarbeitet wird. Das kann in einer Zeit der "Information overload", in der die flüchtige Einzelinformation das Geschehen im Kommunikationsmarkt dominiert, ebenfalls von Wert und Nutzen sein. Dies insbesondere dort, wo es darum geht, neue Perspektiven und Möglichkeiten der Gesundheitsvorsorge und -pflege selbstkritisch in praktische Handlungen umzusetzen.

Anderseits hat diese Form der inhaltlichen Aufbereitung für den systematischen Leser den relativen Nachteil, dass dieser an mehreren Stellen des Werks auf die gleichen Kern-Informationen stösst – wenn auch jeweils in etwas anderer Form und in wechselnden Zusammenhängen. Das mag denn auch den einen oder andern Systematiker bzw. die eine oder andere Systematikerin in der Leserschaft etwas langweilen oder irritieren. Diese Leserinnen und Leser seien deshalb ausdrücklich um ihr Verständnis und ihre Nachsicht gebeten.

Eine weitere Vorbemerkung betrifft das sogenannte Gender-Mainstreaming, das sich heute, getragen von der Forderung nach ultimativer „political correctness", in immer mehr Texte einschleicht mit dem Ergebnis, dass in einer Zeit der sich pandemisch ausbreitenden SMS-Kultur und der damit einhergehenden kollektiven Leseschwäche die Lesbarkeit der Texte immer weiter erodiert. In diesem Sinne wird hier auf eine „Verweiblichung" und (neu) „Versächlichung" personen- und funktionsbezogener Sachverhalte bewusst zugunsten der männlichen Grundform verzichtet und lediglich dort differenziert, wo sich Gegebenheiten entweder auf das eine oder das andere Geschlecht beziehen.

Inhalt

Vorwort:
Neue Perspektiven und Zuversicht für Arthrose-Patienten – dank Natur- und Erfahrungsmedizin!
Seite 8

Senioren-Volkskrankheit Arthrose:
Neue Strategien gegen ein altes Leiden
Seite 15

Ein Tatsachenbericht:
Der Fall Brett Jacobs – oder: Die Geschichte, die den Stein ins Rollen brachte...
Seite 29

Erstaunliche empirische Erkenntnis:
Arthrose – primär eine Mangelkrankheit!
Seite 34

Strategien für Stressvermeidung und Stressabbau
Stress – ein übler Mitverursacher, Auslöser und Begleiter arthritischer und arthrotischer Prozesse.
Seite 43

Bisweilen nicht leicht zu unterscheiden:
Arthrose, Arthritis oder Gicht?
Seite 52

Die Anti-Arthrose-Strategie:
Zehn konkrete Regeln gegen das gefürchtete Leiden
Seite 61

Wege zum Ausgleich des Versorgungmangels:
Nahrungssupplemente und Wasser gegen den Knorpelschwund
Seite 90

Auch der Wissenschaftsbetrieb produziert bisweilen Fakes:
Chondroitinsulfat im Visier der Pseudowissenschaft
Seite 103

Strategien gegen chronische Gelenksentzündungen:
Nahrungsergänzungsmittel gegen Arthritis
Seite 113

Damit die Bewegung der Gelenke erträglich bleibt:
Nahrungs- und Nahrungsergänzungsmittel gegen Entzündungen und Schmerzen
Seite 124

So erhalten überstrapazierte Gelenke Erleichterung:
Nahrungsergänzungsmittel gegen das Übergewicht
Seite 142

Tragen Sie Sorge zu Ihrem Rückgrat!
Die Wirbelsäulen-Traktion bringt Rückenbeschwerden zum Verschwinden und hilft auch bei Arthrosen
Seite 154

Epilog:
Managen Sie Ihre Gelenke!
Seite 165

Zum Verfasser
Seite 169

Informations- und Bezugsquellen
Seite 172

Vorwort

Neue Perspektiven und Zuversicht für Arthrose-Patienten dank Natur- und Erfahrungsmedizin!

Die massgeblichen Gesundheitspolitiker der westlichen Welt stellen in ihren Beurteilungs- und Handlungsweisen nahezu unisono auf die Leistungen der Schul- und der Hightech-Medizin, der modernen Medizinaltechnik, der chemisch-molekularbiologischen Pharmazie wie auch auf die Wirkungskontrolle mittels experimenteller Methoden ab. Alternative Mittel und Methoden – insbesondere auch jene der Therapieunterstützung durch Phyto-Produkte und Nahrungsergänzungsmittel – finden im Katalog der Entscheidungskriterien noch immer sehr wenig Platz. Durch diese einseitige Akzentsetzung bleiben wesentliche Impulse und Optionen für neue therapeutische und präventivmedizinische Aspekte im Besonderen wie auch für die Förderung der Volksgesundheit im Allgemeinen auf der Strecke. Stupendes Beispiel aus der Praxis: Die Arthrose und deren Therapie: Hier blieb und bleibt es der Naturmedizin vorbehalten, einer weitgehend ratlosen Schulmedizin auf die Sprünge zu helfen! So sie dies denn überhaupt schätzt und nicht eher an einer lukrativen Überversorgung interessiert ist...

Die Arthrose galt während langer Zeit als unheilbare, altersbedingte Abnützungskrankheit. Ärzte zuckten in der Ordination angesichts solcher Patienten die Schultern, beschränkten ihre Kunst auf die schmerzlindernde Palliativmedizin und gaben ihren Patientinnen und Patienten den Rat, mit diesem schicksalhaften Leiden zu leben. **Faktisch handelt es sich dabei um eine Bankrotterklärung der** modernen Medizin – und damit recht eigentlich um eine Ausgangslage, in der Forscher und Therapeuten, die in dieser Domäne neue, ursachenspezifische Therapieansätze und Strategien zu entwickeln vermochten, auf offene Ohren hätten stossen müssen.

US-Arzt entdeckt Nahrungsergänzungsmittel für Schutz und Aufbau der Gelenkknorpel...

Ein solcher Stratege gab sich **in der Person des amerikanischen Arztes Jason Theodosakis** zu erkennen, der als erster den konkreten Nutzen der beiden Nahrungsergänzungsmittel Glucosamin und Chondroitinsulfat für die Regeneration und die Neubildung von Gelenkknorpeln beschrieb und nachwies. Sein **Buch "The Arthritis Cure"**, in welchem er die Wirkung der beiden Substanzen aufgrund eigener Erfahrungen wie auch von Anwendungs- und Patientenbeobachtungen schilderte, wurde in den USA ein eigentlicher Sachbuch-Renner und markierte zugleich **den von den Patienten lange ersehnten Durchbruch in der Arthrose-Therapie.**

Und in Europa? Hier stiess Theodosakis' Entdeckung nicht etwa auf das zu erwartende Interesse, sondern auf Skepsis, Ablehnung und Argwohn. Schlimmer noch: Mit grossem Engagement verteidigten gewisse Exponenten der Ärzteschaft ihr eigenes Unwissen gegen die unerhörte Zumutung, sich mit neuen Erkenntnissen – und dann, horribile dictu, erst noch solchen aus der Ernährungsmedizin! – auseinandersetzen zu müssen. Einzelne gingen dabei so weit, Theodosakis jede Fachkompetenz abzusprechen, andere wiederum monierten gar, Theodosakis sei gar kein richtiger Arzt – in offensichtlicher Unkenntnis dessen, dass der amerikanische

Titel "PhD" dem mitteleuropäischen "Doktor der Medizin" entspricht.

Der Hintergrund für die unterschiedliche Akzeptanz der Botschaft auf dem Neuen und dem Alten Kontinent: **In den USA hatte der Kongress zwei Jahre zuvor Nahrungsergänzungsmittel und Phyto-Produkte im Rahmen der "Dietary Supplement and Health Education Act" für den allgemeinen Verkauf frei-** und damit in die Verantwortung der Konsumenten und Patienten gegeben, während in Europa eine retrospektiv handelnde Gesundheitsbürokratie den alten Unwissensstand gleichsam mit Zähnen und Klauen verteidigte.

Es dauerte in der Folge rund fünf Jahre, bis der Widerstand etwas zu bröckeln begann. Nicht etwa aufgrund einer ungewohnt neugierigen Haltung der Therapeuten-Fronde wohlverstanden. Sondern vielmehr aufgrund **klinischer Untersuchungen, die über die Effekte der beiden Wirkstoffe durchgeführt wurden und die deren Wirksamkeit dokumentierten.** Allerdings mochte man die Niederlage nicht gleich eingestehen, sondern einigte sich in manchen Orthopädenkreisen auf die Formel, wonach Glucosamin- und Chondroitinsulfat zwar die Leiden zu lindern, aber – wiewohl Bausteine des Knorpelmaterials – nie und nimmer neues Knorpelgewebe zu bilden vermögen.

... stösst aber in Europa auf Skepsis und Widerstand.

Eine Defensivposition, die kaum nachvollziehbar ist. Denn die Wirkung der Substanzen manifestierte sich in einzelnen Untersuchungen nicht nur in Form nachlassender Schmerzen und besserer Beweglichkeit, sondern zugleich auf

Röntgenbildern, die eine Vergrösserung des Gelenkspalts – d.h. des Abstands zwischen den Knochen – dokumentierten. Dies aber kann kaum anders denn als Restitution des Knorpelgewebes interpretiert werden. Woraus erhellt, dass es hier die Naturmedizin war, die der Schulmedizin den Weg zur richtigen Therapieform zeigte.

Gleiches tat sich auch auf dem Parallelgebiet der rheumatoiden Arthritis, die sich primär in einer starken Entzündung des die Gelenke umgebenden Gewebes manifestiert. Schon vor langer Zeit wurde zwar die These aufgestellt, dass bei dieser Krankheit Autoimmun-Effekte im Spiel sein müssten – eine **Fehlsteuerung des Immunsystems, welches statt eindringender Krankheitskeime eigenes Gewebe anzugreifen beginnt**. Auch hier stand die etablierte Medizin dem Phänomen während langer Zeit hilflos gegenüber und beschränkte sich auf die Bekämpfung der Schmerzen. Erst nach und nach wurde damit begonnen, mit speziell entwickelten Medikamenten den Entzündungen entgegenzuwirken.

Natürlich mussten dabei als Folge der Dauermedikation erhebliche Nebenwirkungen in Kauf genommen werden – obwohl es schon seit langer Zeit Alternativen auf Naturprodukte-Basis gibt, mit deren Hilfe zumindest die Fracht starker Schmerzmittel in manchen Fällen deutlich reduziert werden könnte. Zwar hat durch den Einsatz der chemisch-pharmazeutischen Entzündungshemmer die Krankheit viel von ihrem einstigen Schrecken verloren. Anderseits **könnte die Medizin auch auf diesem Gebiet viel weiter sein, wenn auch die Autoimmun-These ernsthaft verfolgt und hinterfragt worden wäre.**

Wo der neuen Therapie Hindernisse erwachsen...

Hier zeichnet sich erst heute eine neue Perspektive ab – seitdem auf dem Markt ein neues Präparat erhältlich ist, welches darauf abzielt, die vom Immunsystem gebildeten und gegen das eigene Gewebe gerichteten Antikörper zu neutralisieren. Tatsächlich konnten damit in der Praxis recht gute Erfolge erzielt werden. **Wesentlich hilfreicher könnte es indessen sein, an die Wurzeln des Übels vorzustossen und zu versuchen, das aus dem Tritt geratene Immunsystem wieder in die richtige Balance zu bringen.** Auch hier böte sich in Form der Kolostralmilch ein Naturprodukt an, mit welchem in dieser Beziehung schon erstaunliche Resultate erzielt werden konnten.

Allerdings helfen die zur Restitution des Knorpels und zur Regulierung des Immunsystems eingesetzten Nahrungsergänzungsmittel nur beschränkt oder überhaupt nicht weiter, wenn **ein Übel bestehen bleibt, dessen Wirkung und Relevanz erst vor Kurzem entdeckt wurden: die elektromagnetischen Felder in Arbeits- und insbesondere in Schlafräumen** – besser bekannt unter dem mittlerweile allgemein anerkannten Begriff „Elektrosmog". Dieser hält den Sympathikus des vegetativen Nervensystems auch in den Nachtstunden auf Trab und behindert dadurch die regenerativen und stressabbauenden Kräfte seines Gegenspielers Parasympathikus.

Stress wiederum führt – wenn er persistiert und dadurch pathogene Wirkungen entfaltet – zu erhöhter Krankheitsanfälligkeit. Seriösen Schätzungen zufolge sind nicht weniger als 80 % aller Krankheiten und über 95 % aller chronischen Leiden (darunter auch Arthrose und rheumatoide Arthritis) direkt oder indirekt mit Stress assoziiert. Mehr noch: **Stress behindert auch die metabolischen Prozesse und wirkt der Einlagerung der Wirkstoffe Chondroitinsulfat und Glucosamin in die menschliche Knorpelmasse entgegen**. Wie übrigens Stress ganz allgemein zu einer erhöhten Therapieresistenz und Schmälerung der Bioverfügbarkeit von Arzneimitteln und Nahrungsergänzungsmitteln führt.

Stress ist jedoch nicht die einzige Hürde, die die Arthrose begünstigt und ihrer wirksamen Bekämpfung entgegensteht. **Ein anderes Hindernis stellt die Belastung des Organismus´ mit Schwermetallen dar,** die sich im Körper ansammeln und dort die Enzyme bei der Aufnahme und Metabolisierung von Mikronährstoffen, aber auch von Medikamenten und von Nahrungsergänzungsmitteln behindern. Auch dieses Übel kann jedoch heute mittels einer neuen, auf Naturprodukten basierenden Ausleitungsstrategie eliminiert werden.

... und wie diese zu überwinden sind

Nun stehen jedoch den als Produzenten solcher Erzeugnisse gegen Arthrose und deren Begleit- wie auch

Folgeerscheinungen tätigen mittelständischen Betrieben nicht die Milliardenbudgets der Grosschemie zur Verfügung. Gelder, auf die jene zurückgreifen kann, um **die von den Registrierungsbehörden ultimativ verlangten, extrem aufwändigen experimentellen Wirkungsnachweise erbringen zu können**. (Wobei auch hier gleich anzumerken ist, dass die heute allein mit den höheren Weihen der Wissenschaftlichkeit bedachten experimentellen Nachweismethoden den erfahrungsmedizinischen Vorgehensweisen häufig in keiner Weise überlegen, ja bisweilen gar deutlich unterlegen sind.)

Auf dem Gebiet der Arthrose hat sich ja mittlerweile erwiesen, dass die Natur- und Erfahrungsmedizin nicht nur entscheidende Impulse vermitteln, sondern auch wichtige Pionierarbeit leisten könnte im Bestreben, zur Chronifizierung neigende Krankheiten rascher und besser in den Griff zu bekommen. Was nicht nur aus Patienten-, sondern auch aus ökonomischer Sicht von allergrösstem Interesse wäre. Denn **eine ursächliche und effiziente Behandlung spart nicht nur Betreuungskosten, sondern bewahrt auch vor oft noch aufwändigeren Sekundärerkrankungen.** Und schliesslich sind Naturprodukte in aller Regel erst noch kostengünstiger als Präparate der Spitzen-Pharmazie.

Dieser Sachverhalt gab denn auch den **Anstoss für das vorliegende Buch, welches die Thematik bewusst nicht von der spitzenmedizinischen Seite her angeht**, sondern sich auf jene natürlichen Methoden fokussiert, die zumindest als therapieunterstützende Mittel entscheidende Hilfe bei der Prävention, Bekämpfung und Linderung der als Volksleiden gefürchteten Gelenkbeschwerden leisten können.

Senioren-Volkskrankheit Arthrose:
Neue Strategien gegen ein altes Leiden

Die Arthrose ist vor allem in den Industrieländern stark verbreitet. Es wird geschätzt, dass hier nahezu 50 Prozent aller im Pensionsalter stehenden Personen in geringerem oder stärkerem Ausmass – welch letzteres bis zur Vollinvalidität reichen kann – von dieser Krankheit betroffen sind. Das Leiden ist durch eine fortschreitende Erosion der Gelenkknorpel und – damit einhergehend – eine zunehmende, schmerzhafte Beeinträchtigung der Gelenkfunktionen gekennzeichnet. Entgegen einer noch immer verbreiteten schulmedizinischen Auffassung ist Arthrose nicht einfach eine schicksalhafte, nicht kurierbare Krankheit, welcher lediglich mit schmerzlindernden Mitteln begegnet werden kann. Vielmehr lassen jüngere und jüngste Erkenntnisse darauf schliessen, dass es sich hier primär um eine Mangelerscheinung handeln dürfte. Deren Hauptursache: Eine ungenügende Versorgung der Gelenkknorpel mit aufbauenden und regenerativen Substanzen. Dieses Versorgungs-Defizit kann ernährungs-, stoffwechsel- oder stressbedingt sein. Erfolgversprechende Strategien zur Wiederherstellung der Gelenkfunktionen sind deshalb vor allem auf eine bessere Versorgung des Organismus mit Nähr- und Schutzstoffen für die Knorpelmasse wie auch auf eine Optimierung des sehr häufig beeinträchtigten Stoffwechsels und vor allem auch auf einen Abbau der heute allgegenwärtigen Stress-Symptome auszurichten.

Aus schulmedizinischer Sicht sind die Ursachen der Arthrose nach wie vor nicht eindeutig definierbar, ja diffus. Immerhin wird davon ausgegangen, dass verschiedene Aspekte – wie

Über- oder Unterbeanspruchung der Gelenke, Übergewicht, genetische Veranlagung oder Primärkrankheiten wie rheumatoide Arthritis oder Gicht – Entstehung und Verlauf der Krankheit massgeblich beeinflussen können. **Nachdem die etablierte Medizin bezüglich der Ursachen noch weitgehend im Dunkeln tappt, fehlen ihr folgerichtig auch die Ansätze für eine ursächliche Therapie der Betroffenen.** Ergo beschränkt man sich im Allgemeinen darauf, die Symptome zu behandeln mit dem Ziel, den Patienten das Leben mit der Krankheit erträglicher zu machen. Die medikamentöse Schmerzbehandlung steht denn auch in der palliativen Medizin – wie sie auch heute noch immer vorwiegend praktiziert wird – an oberster Stelle.

Wenn aber ein Leiden nicht ursächlich bekämpft wird, so hat es zumeist die Tendenz, sich zu verschlimmern. Was wiederum dazu führt, dass die Dosis der verabfolgten Schmerzmittel nach und nach erhöht werden muss – mit der Sekundärfolge, dass sich auch die mit der forcierten Schmerzmittel-Einnahme verbundenen Nebenwirkungen vergrössern und verstetigen. Schliesslich wird als **ultima ratio die Einpflanzung eines Kunstgelenks** – mit der Zusatzoption eines Ersatzes desselben nach 12 bis 15 "Betriebsjahren" – angeordnet. Und dann wundert man sich noch darüber, dass die medizinische Versorgung langsam aber sicher unbezahlbar wird...

Neue Erkenntnisse über Ursachen und Entstehung von Arthrosen...

Dabei könnte das Problem wohl in vielen Fällen nicht nur kostengünstig, sondern auch zum ausgesprochenen Wohl der Patienten gelöst oder zumindest auf ein erträgliches Niveau reduziert werden, wenn die Forschung ihren Fokus ändern würde. Was konkret bedeutet, dass die Forschungstätigkeit viel stärker auf ursachenspezifische Gesichtspunkte auszurichten wäre, statt dass weiterhin die Bekämpfung und Linderung der Krankheit in den Vordergrund gestellt wird. **Es müsste somit versucht werden, mehr über jene Faktoren in Erfahrung zu bringen, die den Ausbruch der Krankheit provozieren und deren Fortschreiten begünstigen**.

Gerade in dieser Beziehung sind einzelne Ärzte und Forscher in jüngerer Zeit zu Erkenntnissen und neuem Wissen gelangt, die äusserst viel versprechende Perspektiven für Prävention und Therapie von Arthrose und Arthritis eröffnen – allerdings nur unter der Voraussetzung, dass man auch bereit ist, die neuen Indizien und Fakten zur Kenntnis zu nehmen und adäquat zu interpretieren.

Der eigentliche Durchbruch ist – nach Jahrzehnten schulmedizinischer Ratlosigkeit gegenüber der rätselhaften Gelenkknorpel-Erosion – vor allem dem amerikanischen Arzt und Orthopäden Jason Theodosakis zu verdanken. Diesem gelang – einerseits im Rahmen von Selbsttests, anderseits bei der Behandlung seiner Patienten – die Entdeckung, dass die beiden natürlichen Substanzen Glucosamin und Chondroitinsulfat entscheidend dazu beitragen können, die arthrotische Erosion der Gelenkknorpel zu verlangsamen, aufzuhalten oder gar rückgängig zu machen.

Zwar wusste man sowohl in der Schul- wie auch in der Naturmedizin schon seit vielen Jahren, dass diese beiden Stoffe wesentliche Komponenten eines gesunden Knorpelgewebes bilden. Neu war jedoch Theodosakis' Beobachtung, dass diese **Stoffe in isolierter Form bzw. als Bestandteile von Nahrungsergänzungsmitteln dazu** beitragen können, die Knorpelmasse menschlicher Gelenke zu regenerieren und ihre Elastizität zu verbessern. Die entscheidenden Indizien lieferte dazu die aufsehenerregende Geschichte des Hobbysportlers Brett Jacobs, der mit den beiden Substanzen praktisch vollständig von einer schweren und rasch voranschreitenden Arthrose geheilt werden konnte.

... finden ihren Niederschlag in einer Reihe aufsehenerregender Thesen

Seine Beobachtungen und die darauf aufbauenden Thesen legte Theodosakis 1997 erstmals in seinem vielbeachteten Buch **"The Arthritis Cure - the Medical Miracle that can halt, reverse, and may even cure Osteoarthritis"** dar, welches in den USA sehr starke Verbreitung fand, mehrmals neu aufgelegt wurde und einen eigentlichen "Nachfrageboom" nach Präparaten mit den beiden Substanzen auslöste. In diesem Buch stellte Theodosakis im Wesentlichen die folgenden, mehrheitlich durch Patienten- und Anwendungsbeobachtungen gestützten Thesen auf:

- Arthrose ist vor allem darauf zurückzuführen, dass das zur Bildung und zur Regeneration von Gelenkknorpelmasse erforderliche **Zusammenspiel der Ingredienzen Glucosamin, Chondroitinsulfat, Kollagen und Wasser aus dem Gleichgewicht geraten ist.**

- **Auslöser einer Arthrose kann eine durch Überlastung des entsprechenden Gelenks entstandene Verletzung sein.** Umgekehrt kann eine bereits bestehende Erosion der Gelenkknorpel durch solche Verletzungen stark beschleunigt werden.

- **Das Risiko einer Arthrose kann durch die ausreichende Versorgung des Körpers mit Substanzen**, die dem Aufbau und der Regeneration der Gelenkknorpel dienen, in entscheidendem Masse **verringert werden**.

- Im Vordergrund stehen dabei die beiden Substanzen **Glucosamin (oder Glucosaminsulfat) und Chondroitinsulfat.** Glucosamin dient vorwiegend der Bildung neuer Knorpelzellen, während Chondroitinsulfat die Versorgung der Knorpelmasse mit Flüssigkeit fördert und damit nicht nur für deren Elastizität sorgt, sondern auch einer die Erosoin begünstigenden Versprödung entgegenwirkt.

- Dem Körper in Form von Nahrungsergänzungsmitteln zugeführtes Glucosamin und Chondroitinsulfat **kann unter günstigen Bedingungen von diesem aufgenommen und für die Bildung und Regeneration von Knorpelzellen genutzt werden.**

- Im Verein mit anderen Massnahmen **kann die Supplementierung von Glucosamin und Chondroitinsulfat helfen, bestehende Gelenkknorpel-Erosionsprozesse zu verlangsamen**, zu stoppen oder gar im Sinne einer vollständigen Wiederherstellung zu heilen.

- Mit der fortschreitenden Regeneration der Gelenkknorpel **verschwinden nach und nach auch die Gelenkschmerzen.**

Neue US-Gesetzgebung ebnet den Weg zur breiten Anwendung sanfter Anti-Arthrose-Strategien

Unnötig zu betonen, dass das sich an persönlich von der Krankheit Betroffene und deren Angehörige richtende Buch über die USA hinaus grosse Beachtung fand. Denn erstmals wurde hier in populärer Sprache eine Strategie zur gezielten Bekämpfung eines Leidens präsentiert, vor dem die konventionelle Medizin faktisch die Segel gestrichen hatte und darauf lediglich mit palliativen Methoden reagierte. Noch immer gilt ja die Arthrose in Kreisen der sogenannten Schulmedizin weitgehend als schicksalsbedingte oder durch Fehlverhalten verursachte Abnützungserscheinung, die nicht rückgängig gemacht werden kann. Zusätzliche Aufmerksamkeit fand Theodosakis' Buch aber auch aufgrund **der Tatsache, dass hier keine HighTech-Medizin gepriesen, sondern neue Vorgehensweisen auf der Basis einer sanften, auf natürlichen Substanzen aufbauenden Medizin vorgestellt wurden.**

Voraussetzung und Basis für die grosse Nachfrage nach dem Buch und den darin beschriebenen Stoffen bildete der 1994 vom amerikanischen Kongress gutgeheissene "Dietary Supplement and Health Education Act". Dieses **neue Gesetz bewirkte, dass Nahrungsergänzungsmittel und natürliche pharmakologisch aktive Substanzen ohne nennenswertes Potenzial an unerwünschten Nebenwirkungen faktisch dem Lebensmittelbereich zugeschlagen wurden.** Entsprechende Produkte sind seither nicht nur in Apotheken und im Gesundheits-Fachhandel, sondern auch im Lebensmittelhandel und in Supermärkten uneingeschränkt erhältlich.

Die völlige Freigabe dieser in Europa zum Teil nach wie vor streng regulierten Produkte erfolgte aufgrund der Überlegung, **dass unter der Voraussetzung minimaler Nebenwirkungen nur der Konsument selbst über Wirkung und Nutzen solcher Präparate entscheiden könne.** Denn die meisten der "sanft" wirkenden Substanzen und Präparate benötigen bis zur Wahrnehmung eines Wirkungseintritts eine lange Vorlaufzeit von bisweilen mehreren Wochen oder Monaten. So hat es sich gerade auch bei Glucosamin und Chondroitinsulfat herausgestellt, dass in der Regel mit zwei bis drei Monaten gerechnet werden muss, bis deren Wirkung in den Gelenken spürbar werden kann.

Angesichts dieses Sachverhalts ging man bei der Konzeption des neuen Gesetzeswerks und seiner Ausführungsbestimmungen gar noch einen Schritt weiter: Es wurde die Zusatzverordnung erlassen, dass bei bekannten Substanzen, deren Herstellung nach der geltenden Sorgfaltspflicht (Best Manufacturing Practice) erfolgt und deren einwandfreie Qualität der Hersteller nachweisen kann, die **Verpflichtung zum Beweis der Bedenklichkeit bei der Zulassungs- und Kontrollbehörde FDA liege, wenn diese die Verkehrsfähigkeit entsprechender Erzeugnisse einschränken oder bestreiten wolle.** Somit muss nicht der Hersteller – wie sonst allgemein üblich – im Zweifelsfall nachweisen, dass die von ihm verwendeten und qualitativ einwandfreien Substanzen unbedenklich sind, sondern die FDA hat zu beweisen, dass Zweifel an der Sicherheit des Produkts berechtigt sind. Eine Vorschrift nota bene, die sich bei europäischen Gesundheitsbehörden mit ihrem bisweilen überbordenden Regulierungsbedürfnis geradezu revolutionär anhören musste und statt zu erhöhter Nachdenklichkeit zu wilden Abwehrreflexen führte.

Die Anwendung der neuen Methoden führt zu weiteren revolutionären Erkenntnissen

Diese neue Praxis ermöglichte sowohl eine umfassende Information über die für die Gelenkknorpel essentiellen Substanzen wie auch die verbreitete Anwendung entsprechender Präparate. In der Folge betätigten sich nicht nur die minimalen Nebenwirkungen der auf Glucosamin und Chondroitinsulfat basierten Produkte, sondern auch deren positive Wirkung. Und weiter **bestätigte sich in der Anwendungspraxis auch die relativ lange Vorlaufdauer, die bei der Einnahme der Präparate bis zu den ersten Wahrnehmungen eines Anwendungs-Erfolgs in Kauf genommen werden muss.**

Ausgesprochene Misserfolge waren demgegenüber vor allem in Fällen zu verzeichnen, in welchen die Knorpel-Erosion für eine Wiederherstellung bereits zu weit fortgeschritten war, eine Arthritis fälschlicherweise für eine Arthrose gehalten wurde, massives Übergewicht die Heilungsaussichten stark verringerte oder in welchen eine ernsthafte Stoffwechselstörung vorlag, die eine Verwertung der zugeführten Aufbaustoffe partiell verhinderte. **Weitaus häufigere Ursache bei partiellen Misserfolgen der Strategie sind jedoch Stress und dessen Folgen.** Und hier wiederum steht der durch elektromagnetische Strahlung verhinderte Stressabbau während der Nachtstunden im Vordergrund. Stress ist nicht nur der Verursacher und Beschleuniger multipler gesundheitlicher Probleme, sondern ebenso der Verhinderer therapeutischer Erfolge. So auch hier.

Eine summarische Analyse der von Anwendern erzielten positiven Resultate, einzelne kontinuierliche Anwendungsbeobachtungen sowie Gespräche mit direkt

Betroffenen führten zur neuen Erkenntnis, dass es sich **bei Arthrosen primär um eine Mangel- und nicht um eine Abnützungskrankheit handeln müsse.** Und zwar um einen Mangel an Aufbaustoffen, die für gesunde Gelenkknorpel existenziell sind – so namentlich die beiden Stoffe Glucosamin und Chondroitinsulfat, aber auch das für Knorpel so wichtige Strukturprotein Kollagen Typ II und nicht zuletzt Wasser. (Siehe dazu die beiden Kapitel "Arthrose – primär eine Mangelkrankheit" und "Nahrungsergänzungsmittel gegen die Arthrose").

Die kritische Hinterfragung der mit den natürlichen Substanzen erzielten Wirkungen förderten aber auch die Erkenntnis zutage, **dass bei Anti-Arthrose-Strategien die konsequente Schmerzbekämpfung eine nicht zu unterschätzende Rolle spielt** – und dass es in der "Apotheke der Natur" durchaus Substanzen gibt, die es gestatten, die gegen die Schmerzen gerichteten Massnahmen nachhaltig und mit einem Minimum an unerwünschten Nebenwirkungen zu gestalten. Die gezielte Schmerzbekämpfung ist vor allem deshalb sehr wichtig, weil auch die kranken Gelenke regelmässig bewegt werden sollten – was die Patienten meist unterlassen, wenn dies für sie mit allzu grossen Schmerzen verbunden ist. (Siehe dazu das Kapitel "Nahrungsergänzungsmittel gegen Schmerzen").

Bessere Erfolgschancen durch Fokussierung der Forschung auf die Ursachen

Eine weitere Erkenntnis war die, dass Arthrose oftmals mit den chronischen Entzündungen einer Arthritis einhergeht. Die entsprechenden Krankheitsbilder sind zwar grundlegend verschieden, doch ist es durchaus möglich, dass die Ursachen in manchen Fällen ein und dieselben sind – nämlich dort, wo ein **Wechselspiel zwischen einem fehlgeleiteten Immunsystem und einer ungenügenden Stoffwechsel-Leistung besteht.** In solchen Fällen ist es ratsam, die Massnahmen zur Verbesserung der Versorgung mit knorpelspezifischen Nährsubstanzen diese mit solchen zur besseren Regulierung des Immunsystems und zur Bekämpfung der chronischen Entzündungen zu kombinieren. Und vor allem geht es auch darum, Stress als äusserst häufiger Mitverursacher und Verstärker von Arthrose und Arthritis an der Quelle zu bekämpfen. (Siehe dazu auch die Kapitel "Stress – ein übler Mitverursacher, Auslöser und Begleiter arthritischer und arthrotischer Prozesse" und „Nahrungsergänzungsmittel gegen die Arthritis").

Schliesslich aber brachte die Auswertung der Einzelerfahrungen einmal mehr die Bestätigung dafür, welch hohe Zusatzbelastung körperliches Übergewicht für die Gelenke der unteren Extremitäten darstellt. Auch hier kann eine echte Verbesserung der Situation nur durch die Beseitigung der Ursachen herbeigeführt werden. Damit kommt **der Reduktion des Körpergewichts bei übergewichtigen Arthrose-Patienten eine entscheidende Rolle zu**. Denn es hilft wenig, wenn die mit spezifischen Nährstoff-Supplementierungen erzielten Erfolge durch eine chronische Überbelastung der betroffenen Gelenke kontinuierlich zunichte gemacht werden. (Anregungen zu diesem Thema finden sich im Kapitel "Nahrungsergänzungsmittel gegen das Übergewicht").

Dank der Fülle neuer Indizien, neuer Erkenntnisse und neuer Wissensbausteine, die sich aus der pionierhaften Arbeit von Jason Theodosakis wie auch durch die Umsetzung seiner Thesen und Anleitungen in die Praxis ergaben, verfügen wir heute über ein weit besseres Wissen zur Entstehung von Arthrosen wie auch über die multiplen Einflussfaktoren, die deren Entwicklung und Verlauf beschleunigen, verlangsamen oder gar rückgängig machen können. Und ausserdem **steht mittlerweile ein umfassendes Arsenal an Rezepten, Präparaten, Verfahren und Handlungsanleitungen zur nachhaltigen Bekämpfung dieses Volksleidens zur Verfügung.**

Eine nicht zu unterschätzende Rolle kommt daneben den rund 10 Jahre nach dem Erscheinen von Theodosakis´ Schlüsselwerk entstandenen pionierhaften Arbeiten der in der „Arbeitsgemeinschaft Innovationscontainer" engagierten Teams zu, die erstmals eine Stressdiagnose nach wissenschaftlichen Kriterien ermöglichten und in der Weiterverfolgung dieses Engagements die schlüssigen Hinweise auf die stringenten Zusammenhänge zwischen Elektrosmog und Genese von pathogenem Stress liefern konnten. Tatsächlich **müssten jeder Behandlung von Arthritis und Arthrose sinnigerweise eine Stressdiagnose und – im Falle eines Nachweises von pathogenem Stress – gezielte Massnahmen zu dessen Abbau voangehen.**

Sowohl beim Arsenal an Präparaten und Methoden zur Bekämpfung von Arthrose wie auch bei den Antistress-Strategien handelt es sich durchwegs um Mittel, die nicht der High-Tech-, sondern der so genannten "sanften" Medizin zuzuordnen sind. Massnahmen, die sich – unter der Voraussetzung der für ihre richtige Anwendung erforderlichen Geduld und Umsicht – sowohl als langfristig effizient, präventiv wie therapeutisch nutzbar und zugleich als nebenwirkungsarm erweisen. **Gerade der Aspekt der Nebenwirkungen erscheint besonders wichtig bei Leidensformen, die die dauernde Einnahme von**

Medikamenten erfordern. Dies umso mehr, wenn man sich vergegenwärtigt, wie viele einst hoch gelobte Präparate der Spitzen-Pharmazie schon wegen gravierender Nebenwirkungen vom Markt genommen werden mussten.

Aussichtsreiche Ergänzung von Schul- und sanfter Medizin

Die hier vorliegende Zusammenfassung vermittelt eine konzise Übersicht über die heute verfügbaren Optionen im Bereich der sanften Prophylaxe und Therapie. **Genauere Angaben finden sich im zentralen Beitrag "Die Anti-Arthrose-Strategie"** und in den folgenden Kapiteln mit Erläuterungen über die verfügbaren Stoffe und Präparate sowie über deren Einsatz, Wirkungen und Kombinierbarkeit sowohl für präventive wie auch für therapeutische und therapieunterstützende Zwecke.

Damit sei jedoch keineswegs in Abrede gestellt, dass auch die so genannte "Schulmedizin" und die Spitzenmedizin in jüngerer Zeit sehr eindrückliche Erfolge im Kampf gegen die Arthrose vorweisen können. Es soll denn auch hier in keiner Art und Weise versucht werden, die eine gegen die andere therapeutische Richtung auszuspielen. Denn beide können sich in idealer Weise ergänzen. **Allerdings sollte bei der Wahl des therapeutischen Konzepts im Interesse eines optimalen Behandlungserfolgs stets den folgenden vier Aspekten Rechnung getragen werden:**

1. Es sollte – sofern die Knorpelerosion noch nicht allzu weit fortgeschritten ist – **stets versucht werden, "von unten nach oben" zu therapieren**, d.h. zunächst mit sanften Mitteln eine Besserung herbeizuführen und die

kostenintensive und meist mit unerwünschten Nebenwirkungen belastete Spitzenmedizin erst dann einzusetzen, wenn die Resultate einer sanften, sich auf mehrere Ansätze und Präparate stützenden Strategie unbefriedigend blieben.

2. Anderseits sollte man sich bei besonders schweren Fällen und bei unbefriedigenden Resultaten mit der sanften Medizin nicht scheuen, zu spitzenmedizinischen Mitteln ausgewiesener Spezialisten zu greifen. **Denn die sanften Mittel stehen nicht im Widerspruch zu den Methoden der modernen High-Tech-Medizin, sondern sie können diese auf wertvolle Art und Weise ergänzen** – im Sinne therapieunterstützender Massnahmen zur Erzielung besserer Gesamtresultate, zur Konsolidierung der erzielten Ergebnisse und zur rascheren Rekonvaleszenz nach entsprechenden Eingriffen.

3. **Im Gegensatz zur High-Tech-Medizin und zur Spitzenpharmazie eignen sich die hier vorgestellten Produkte und Verfahren auch zur Prävention.** Wer die Funktionsfähigkeit seiner Gelenke möglichst bis ins hohe Alter erhalten möchte, tut also gut daran, auf viel Bewegung. einen reichlichen Wasserkonsum wie auch auf eine ausreichende Zufuhr der für Aufbau und Regeneration des Knorpelgewebes massgeblichen Mikronährstoffe zu achten.

4. Und schliesslich sollten die **Strategien zur Vermeidung oder zur Therapie arthrotischer Leiden stets auch unter dem Aspekt des materiellen Aufwands betrachtet werden**: Zwar übernehmen die Krankenversicherungen meist zum eigenen Schaden nur die Kosten der teuren Spitzenmedizin, doch kann es angesichts steigender

Selbstbehalte für die Patienten auch aus ökonomischer Sicht interessant sein, erste Versuche mit Methoden der sanften Medizin zunächst auf die eigene Kappe zu nehmen – oder nach einer Versicherungs-Variante Ausschau zu halten, die auch die Kosten alternativmedizinischer Versorgungen zu annehmbaren Kosten übernimmt.

Wenn sich - immer ausgehend vom heutigen Stand der Erkenntnisse aus empirischer und experimenteller Wissenschaft – High-Tech-Medizin und Erfahrungsmedizin im Bereich der Arthrose-Therapie und -Prävention auf diese Weise ergänzen können, so darf getrost von einer dramatischen Verbesserung der therapeutischen Aussichten für die meisten der von diesem gefürchteten Leiden Betroffenen gesprochen werden.

Ein Tatsachenbericht:

Der Fall Brett Jacobs – oder: Die Geschichte, die den Stein ins Rollen brachte...

Der Erfolg neuer medizinischer Erkenntnisse wie auch neuer Wirkstoffe von präventiver oder therapeutischer Relevanz lässt sich wohl durch nichts so griffig, eindrücklich und nachvollziehbar dokumentieren wie durch Tatsachenberichte über Einzelschicksale – ungeachtet dessen, dass diese bloss Indizien und nicht wissenschaftliche Beweise für die Wirksamkeit der Substanzen und die Strategien zu deren Anwendung liefern. Der Fall des amerikanischen Managers und Hobby-Sportlers Brett Jacobs, der seine Arthrose mit Nahrungsergänzungsmittel-Präparaten auf Glucosamin- und Chondroitinsulfat-Basis kurierte, war deshalb ein Glücksfall für Dr. Jason Theodosakis, der in seinem ersten Werk über neue, natürliche Behandlungsformen für Arthrose Jacobs gleichsam zu seiner Leitfigur machte. Der Fall war so exemplarisch und einleuchtend, dass er viele Leserinnen und Leser von Theodosakis' Buch dazu brachte, die neue Methode – zum Teil gegen den Widerstand ihrer Therapeuten – anzuwenden. Und manchen von ihnen erst Mut machte, ihrer Resignation nach jahrelangem Leiden zu entsagen und einen neuen Versuch zu wagen.

In seinem **vielbeachteten Werk «The Arthritis Cure»** – welches seit längerem unter dem Titel "Die Arthrose-Kur" auch in deutscher Übersetzung vorliegt – berichtet der amerikanische Arzt **Jason Theodosakis vom Fall des Amateur-Athleten Brett Jacobs,** der im Alter von 42 Jahren als Chef der Werbeabteilung eines grossen US-Spielwarenherstellers bereits eine sehr erfolgreiche Karriere durchlaufen hatte. Ein vielfältiges sportliches Engagement bot nicht nur einen Ausgleich zu seiner meist im Sitzen erbrachten beruflichen Tätigkeit, sondern trug zweifellos auch zu seinen Karriereerfolgen bei.

Eines Tages jedoch begann im Verlaufe seines gewohnten Jogging-Trips unverhofft sein rechtes Knie zu schmerzen. **Der Schmerz war im Inneren des Kniegelenks zu verspüren** – anfänglich lediglich als leichtes Stechen und nur beim Joggen, danach immer mehr auch beim Laufen, beim Baseball sowie bei anderen Mannschaftssportarten, die Jacobs pflegte. Einige Zeit später wurde der Schmerz im Knie auch beim Stehen, Sitzen und Liegen spürbar, und **schliesslich wurden die Schmerzen chronisch.**

Zum Glück war Jacobs sehr gut versichert und konnte es sich leisten, für sein Leiden die besten Ärzte und Spezialisten zu konsultieren. Er ging zu den renommiertesten Orthopäden, Neurologen, Rheumatologen, Internisten, Chiropraktoren, Akupunkteuren. Aber alle Untersuchungen verliefen negativ. Jacobs versuchte es deshalb mit physikalischen Therapien und beschränkte sich schliesslich auf Massnahmen zur Bekämpfung der Schmerzen.

Auch eine chirurgische Beurteilung brachte ihn nicht weiter, doch erhielt er endlich Klarheit über die Ursachen seines Leidens: **Der Chirurg stellte fest, dass sich die Knorpelmasse auf der Gelenkfläche des Oberschenkelknochens leicht zurückgebildet hatte.** Eine Operation wurde – da der Abbau noch nicht sehr weit fortgeschritten war – als wenig hilfreich beurteilt. Der Chirurg gab Jacobs deshalb **den Rat, «to grin and bear it», d.h. die Schmerzen zu ertragen und gute Miene zum bösen Spiel zu machen.**

Aber die Schmerzen wurden immer schlimmer und schliesslich musste Jacobs alle seine sportlichen Engagements aufgeben. Weniger als zwei Jahre nach den ersten Schmerzwahrnehmungen war er gezwungen, nicht nur seine Arbeit, sondern **auch den grössten Teil seiner Freizeit in sitzender Haltung zu verbringen, da jede Bewegung grosse Schmerzen verursachte.** Immerhin kam ihm nun bei seinem Job zustatten, dass er nahezu alle Arbeiten sitzend verrichten konnte.

Aber er vermisste seine früheren sportlichen Aktivitäten sehr. Ganz abgesehen davon, dass unter der Bewegungsarmut, zu welcher er nun verdammt war, **auch sein allgemeines Wohlbefinden und seine mentale Befindlichkeit litten.** Letztere so sehr, dass sich bei ihm, der früheren Frohnatur, nach und nach Phasen depressiver Niedergeschlagenheit einzustellen begannen.

Wenn er von seinen ehemaligen Sportlerkollegen nach seinem Befinden gefragt wurde, pflegte er allerdings seine Depressionen mit einigen launigen Worten zu überspielen, wie: «Ich habe meine Laufschuhe definitiv an den Nagel gehängt. Die Zeit des Aktivsports ist für mich endgültig vorbei; jetzt bin ich zum Champion der Absitzer avanciert. Dafür hat alles auch seine positiven Seiten: **Bei den Mengen an Aspirin, die ich gegen meine Gelenkschmerzen konsumiere, riskiere ich wohl mein Leben lang kein Kopfweh mehr.**»

Doch eines Tages hörte Jacobs in einer Gesundheitssendung einer Radiostation davon, dass Arthrose ihre **Ursachen auch in einer ungenügenden Ernährung haben könne, die ein Defizit an den für die Knorpel so wichtigen Stoffen Glucosamin und Chondroitin aufweise.** Unverzüglich setzte er alle Hebel in Bewegung, um sich diese Stoffe in Form von Nahrungsergänzungsmitteln zu beschaffen.

Er hatte Glück und fand rasch entsprechende Produkte von guter Qualität und Reinheit. Nach mehreren Wochen begann sich sein Zustand leicht und dann immer zügiger zu bessern. Schon bald stellte er fest, dass er wieder aufstehen und einige Schritte gehen konnte. Neugierig geworden, setzte er das Aspirin ab, um die Fortschritte seiner Selbsttherapie besser wahrnehmen und den Heilungs- und Regenerierungsprozess unmittelbarer erleben zu können. **Tatsächlich liessen die Schmerzen immer mehr nach, während sich umgekehrt seine Beweglichkeit stetig verbesserte.**

Jacobs traute sich mehr und mehr zu. Er stand immer wieder auf, ging im Büro umher, dann auch auf die Strasse und schliesslich machte er seinen ersten Spaziergang rund um den Häuserblock. Seine Spaziergänge wurden länger, seine Moral immer besser – und schliesslich nahm er auch seine Laufschuhe wieder vom Nagel und versuchte sich in seiner alten Sportart. **Sechs Monate nach seiner ersten Einnahme von Glucosamin und Chondroitin konnte er seine früheren Sportarten nach und nach wieder aufnehmen** – noch mit etlichen Einschränkungen zwar, aber mit wachsendem Erfolg.

Die Geschichte von Brett Jacobs zeigt, welch **erstaunliche Resultate sich mit diesen beiden natürlichen Substanzen überall dort erzielen lassen, wo Gelenkschmerzen auf einen Schwund der Knorpelmasse und einen Abbau ihrer Elastizität zurückzuführen sind** und wo nicht persistierender Stress einer Aufnahme und Nutzung dieser Mittel im Wege steht. Wobei allerdings zu beachten bleibt, dass sich erste Resultate in der Befindlichkeit nicht sofort, sondern zumeist erst etwa 4 bis 6 Wochen nach Beginn der Einnahme bemerkbar zu machen beginnen.

Auch bei Brett Jacobs bestätigte sich somit ein Sachverhalt, der für Nahrungsergänzungsmittel typisch ist – nämlich der Umstand, dass von der ersten Einnahme entsprechender Präparate bis zum Wirkungseintritt bzw. der Wirkungswahrnehmung meist mehrere Wochen vergehen. **Es bedarf somit seitens der Anwender einiger Disziplin und Zuversicht, um diese erste Phase scheinbarer Erfolglosigkeit durchzustehen.** Auch dafür ist Brett Jacobs ein gutes Beispiel. Und ein vorbildliches dazu.

Erstaunliche empirische Erkenntnis:

Arthrose – primär eine Mangelkrankheit!

Die heute noch verbreitete Auffassung, wonach es sich bei der Arthrose um eine altersbedingte und irreversible Abnützungserscheinung handle, steht in diametralem Widerspruch zu den neuesten Erkenntnissen über die Gelenkknorpel-Erosion. Diese weisen darauf hin, dass das verbreitete Leiden durch eine Mangelsituation ausgelöst wird, deren Ursachen in einer ernährungs- und/oder metabolisch bedingten Unterversorgung des Organismus mit den "Knorpelbausteinen" Glucosamin, Chondroitin, Kollagen und Elastan zu suchen sind. Eine zu Abnützungen führende Überbelastung der Gelenke mag dabei in vielen Fällen erschwerend ins Gewicht fallen, bildet aber kaum die Hauptursache des Leidens.

Betrachtet man die Ursachen der Arthrose – und zwar die effektiven wie auch die vermuteten – so fällt auf, **dass die simple Diagnose "Abnützungserscheinung" nie und nimmer eine plausible Erklärung für die Entstehung und das Fortschreiten dieser Krankheit liefern kann.** Denn wie käme es dann, dass die Arthrose ausgerechnet und vor allem in den Industrieländern grosse und immer noch wachsende Verbreitung gefunden hat? Wie käme es im weiteren, dass dieses verstärkte Auftreten des Leidens ausgerechnet in eine Zeit fällt, in der die harte körperliche Arbeit in immer weniger Berufen gefordert wird? Und wie käme es schliesslich, dass eine Schonung der betroffenen Gelenke keine Linderung bringt, sondern das Leiden eher noch verschlimmert?

Die Publikation von Dr. Jason Theodosakis über die neuen Ansätze zur Arthrosebehandlung mit ihren Hinweisen auf die positiven Effekte von Glucosaminsulfat und Chondroitinsulfat förderten hier zahlreiche neue Erkenntnisse zutage – und zwar nicht im Rahmen von randomisierten, placebokontrollierten klinischen Doppelblindstudien, wie sie von den Registrierungsbehörden gleichsam als „alleinseligmachend" betrachtet und verlangt werden, sondern **auf der Basis einer informellen Anwendungsbeobachtung, wie sie mit Verwendern dieser beiden Nahrungssupplemente durchgeführt wurden.**

Empirie als Quelle neuer Erkenntnisse

Solche Beobachtungen haben entgegen den thematisch eng korsettierten klinischen Untersuchungen den Vorteil, dass nicht nur systematisierte, statistisch erfassbare Daten, sondern vielmehr zahlreiche qualitative und differenzierte Aussagen vorliegen, welchen in der Folge konkret nachgegangen werden kann. Daraus ergeben sich in vielen Fällen neue Fragen und neue Aspekte, deren Analyse und Hinterfragung wiederum zu neuen Erkenntnissen führen können. **In dieser Hinsicht ist denn auch in der medizinischen Forschung die empirische, auf praktische Erfahrungswerte setzende Vorgehensweise der zu Unrecht als hochwissenschaftlich geltenden experimentellen deutlich überlegen.**

So auch im Falle der genannten Therapie-Alternativen zur Behandlung von Arthrosen: Aus den Beobachtungen zur praktischen Anwendung der beiden Substanzen wie auch aufgrund der zahlreichen Dialoge, die in diesem Zusammenhang geführt und der Zusatzrecherchen, die dadurch ausgelöst wurden, ist eine Fülle interessanten Materials hervorgegangen. Material, welches schliesslich – zumindest in wichtigen Teilaspekten – **zu einer völlig neuen**

Sicht der Dinge geführt hat. Effektiv führt eine Korrelation dieser verschiedenartigen Informationen und Erkenntnisse zu neuen Schlüssen über die eigentlichen Hauptursachen des Volksleidens Arthrose – und zwar wie folgt:

Zunächst einmal fällt auf, **dass eine vernünftige Bewegung der Gelenke die Arthrose nicht etwa verschlimmert, sondern in den meisten Fällen lindert**, während umgekehrt eine Schonhaltung die Beschwerden verstärkt. Dieser Sachverhalt widerspricht der These, wonach es sich um eine Abnützungserscheinung handeln soll, diametral. Abnützung kann aufgrund dieser Erkenntnis nicht Ursache, sondern lediglich eine Sekundärkomponente oder Begleiterscheinung des Leidens sein. Diese tritt vor allem dann verstärkend und verschlimmernd in Erscheinung, wenn parallel zu den Ursachen und über längere Zeit eine starke Überstrapazierung der Gelenke erfolgt.

Essentielle Knorpel-Aufbaustoffe...

Ausserdem weiss man aus der Zellforschung, **dass sich auch Knorpelgewebe stetig erneuert** – und weiter, dass es zum Aufbau neuen Knorpelgewebes bestimmter orthomolekularer „Baustoffe" bedarf, damit dieser Prozess überhaupt stattfinden kann. Wenn nun das Knorpelgewebe erodiert – d.h. sich nach und nach gleichsam "auflöst" – statt sich zu erneuern, so weist dies nicht a priori auf eine Erkrankung des Knorpelgewebes hin. Vielmehr **handelt es sich um ein deutliches Indiz für eine mangelhafte Versorgung mit entsprechenden Aufbaustoffen.**

Weiter ist bekannt, dass Knorpelgewebe ein bestimmtes Mass an Feuchtigkeit braucht, um elastisch bleiben zu können und **dass es einem erodierenden Knorpelgewebe in der**

Regel genau an jener Elastizität gebricht. Dies hat nicht nur eine geringere Flexibilität und Reagibilität der Gelenke, sondern auch eine höhere Erosionsneigung desselben zur Folge. Daraus ergibt sich der logische Schluss, dass dem Knorpelgewebe entweder zu wenig Wasser zugeführt wird oder dass es die Fähigkeit eingebüsst hat, dieses aufzunehmen und zu binden.

Einiges weist darauf hin, dass bei rigidem, unelastischem Knorpelgewebe beide Ursachen im Spiele sind. So hat beispielsweise der iranische Arzt Dr. Faridun Batmanghelidj entdeckt, dass **zwischen der körperlichen Dehydration infolge zu geringer Wasseraufnahme auf der einen und Arthrose auf der anderen Seite ein enger Zusammenhang besteht**. In manchen Fällen konnten beginnende Arthrosen durch eine Veränderung der Trinkgewohnheiten gestoppt und die Funktionsfähigkeit der Gelenke wiederhergestellt werden. In anderen Fällen blieben die Resultate unbefriedigend, was darauf hindeutet, dass die Flüssigkeit von der Knorpelmasse nicht richtig aufgenommen und gleichsam "eingelagert" werden konnte.

Schliesslich konnte festgestellt werden, dass die in einer natürlichen Nahrung enthaltenen **Vitalstoffe Glucosaminsulfat und Chondroitinsulfat für ein gesundes Knorpelgewebe von entscheidender Bedeutung sind**. Glucosaminsulfat ist – zusammen mit den Substanzen Kollagen und Elastan – ein wichtiger Aufbaustoff für die Bildung neuer Knorpelzellen, ohne dessen reichliche Verfügbarkeit sich das Knorpelgewebe nicht laufend regenerieren kann. In Ergänzung dazu sorgt Chondroitinsulfat dafür, dass die Knorpelmasse ausreichend Wasser aufnehmen und elastisch bleiben kann.

... sind aus unserer affinierten Nahrung grossteils verschwunden

Gerade diese beiden Stoffe sind jedoch aus unseren heutigen, weitgehend affinierten Convenience-Nahrungsmitteln weitgehend verschwunden. Oder sie werden – so insbesondere das in tierischen Knorpeln enthaltene Chondroitinsulfat – gar nicht mehr mit-verzehrt, weil sie als minderwertig gelten. Diese Feststellungen verdanken wir übrigens dem amerikanischen Orthopäden Dr. Jason Theodosakis. Dieser wiederum stützte sich dabei auf europäisches Wissen, welches sich jedoch auf dem Alten Kontinent gegenüber der vorherrschenden Lehrmeinung nicht durchzusetzen vermochte.

Allerdings fällt auf, dass **Patienten stark unterschiedlich auf die beiden Stoffe ansprechen:** Während die einen relativ rasch – d.h. über den bei therapeutisch wirksamen Nahrungsergänzungsmitteln üblichen Einnahme-Zeitraum von 2 bis 3 Monaten – gute Erfolge erzielen, dauert es bei anderen 6 bis 9 Monate bis zum Wirkungseintritt, während die Supplementation bei weiteren Betroffenen ohne Wirkung bleibt. Daraus lässt sich schliessen, dass offensichtlich nicht nur die Versorgung des Körpers mit knorpelbildenden Stoffen für die Regenerationsfähigkeit dieser Gewebe eine Rolle spielt, sondern auch deren **Fähigkeit, diese Substanzen zu verstoffwechseln und zu nutzen.**

Hier kommt nun als weiterer Aspekt eine ganz neue Erkenntnis ins Spiel: Der deutschen Zahnärztin Dr. Ute Sorger gelang der Nachweis, **dass Enzyme, wie sie der Körper zur Verwertung von Nähr- und Schutzstoffen in unabsehbarer Zahl benötigt, durch Schwermetalle in ihrer Funktion blockiert werden.** Von dieser Blockadewirkung sind heute praktisch alle Bewohner von Industrieländern in grösserem oder geringerem Masse betroffen, allen voran Personen mit Amalgam und anderen schwermetallhaltigen Zahnersatzmaterialien im Mund, aber auch die meisten übrigen Personen über 50.

Denn weil der Körper Schwermetalle zwar aufzunehmen, aber nur in sehr geringen Mengen wieder auszuscheiden vermag, entwickelt sich der Organismus nach und nach zur Schwermetalldeponie mit entsprechender Depotbildung im Fettgewebe sowie in den Knochen und den Gelenkkapseln, in den Nieren, in der Leber und in den Nervenbahnen. **Schwermetalle belasten damit die Gelenke nicht nur direkt, sondern auch indirekt.** Denn die neu in den Körper gelangenden wie auch die aus den genannten Depots in die Blutbahnen dringenden Schwermetalle behindern die Metabolisierung und damit auch die Aufnahme von Glucosamin- und Chondroitinsulfat. Was bedeutet, dass bei entsprechender Belastung mit Schwermetallen selbst eine ausreichende Versorgung mit diesen Stoffen zur Regeneration der Knorpelmasse nicht genügt.

Eine neue These über die realen Ursachen von Arthrosen

Als weiterer Faktor kommen schliesslich noch Schwingungen dazu, wie sie von Erdstrahlen, Wasseradern und Elektrosmog ausgehen können. Diesem Aspekt wird heute noch kaum Rechnung getragen. Längst ist jedoch erwiesen, dass solche Strahlungen einen störenden, ja bisweilen verheerenden Effekt auf Zellen und Organe ausüben können. Diese sind bei Arthrose zumindest als Sekundärursachen in Betracht zu ziehen – **ebenso Fehlhaltungen, die zu einer einseitigen Belastung der Bandscheiben und Gelenke führen.** Solche

Fehlhaltungen können nicht nur durch unergonomische Arbeitsweisen und Sitzhaltungen, sondern auch durch falsche Kieferstellungen oder durch inadäquate Zahnreparaturen verursacht werden.

Hinzu kommt eine weitere, derzeit noch kaum thematisierte Einflussgrösse, die – wie übrigens bei vielen anderen chronisch verlaufenden Krankheiten – auch bei Arthrose eine dominante Rolle als Mitverursacher, Auslöser und Verstärker spielen kann: persistierender Stress. Bei anhaltendem, pathogenem (d.h. krank machendem) Stress geht die Hauptwirkung nicht von beruflicher Überforderung, bösen Chefs, familiären Konflikten und der zunehmenden Informationsflut aus. Sondern vielmehr **von dem sich immer mehr zur allgegenwärtigen Belastung entwickelnden Elektrosmog, der uns heute bis ins Schlafzimmer hinein verfolgt.** Dieser sorgt dafür, dass das körpereigene Stressabbau-System, – der Parasympathikus des vegetativen Nervensystems – seine regenerativen Funktionen auch in den Ruhephasen der Nacht immer weniger wahrnehmen kann.

Unternimmt man nun den Versuch, all diese vielfältigen und teilweise völlig unterschiedlichen Ursachen-Komponenten und Einflussfaktoren in einen logischen und medizinisch nachvollziehbaren Zusammenhang zu bringen, so lässt sich daraus die folgende These über die eigentlichen Ursachen des Volksleidens Arthrose entwickeln:

Arthrose ist eine Mangelkrankheit, verursacht durch eine ernährungs- oder metabolisch bedingte Unterversorgung der Gelenkknorpel mit regenerierenden Substanzen, Flüssigkeits- und Bewegungsmangel, Übergewicht und Haltungsfehler. Geopathische wie auch elektromagnetische

Strahlung können den Ausbruch der Krankheit begünstigen und ihren Verlauf beschleunigen.

Diese These, welche hier wohl erstmals in dieser Form und Deutlichkeit postuliert wird, basiert nicht auf klinisch-experimentellen Studien, sondern auf einer Korrelation einschlägiger Informationen aus Literaturrecherchen, Anwendungs- und Patienten-Beobachtungen, aus Erfahrungsberichten und direkten Kontakten mit Betroffenen sowie weiteren empirisch erhobenen Angaben und Indizien. Sie ist im heutigen Zeitpunkt zwar noch als spekulativ zu betrachten – und dürfte auch gegenüber dem Beharrungsvermögen der Schulmedizin vorderhand einen recht schweren Stand haben – doch darf anderseits **festgestellt werden, dass Erfolge in der Behandlung von Arthrose heute meist nicht aufs Konto der Schulmedizin, dafür um so häufiger auf jenes von alternativen Methoden gehen,** die sich weitgehend an den hier dargelegten Erkenntnissen orientieren.

Indizien und neue Untersuchungen sprechen für die Richtigkeit der neuen These

Mediziner, die diese These dennoch in die Ecke der Absurditäten stellen möchten, müssen demzufolge aufgefordert werden, den Gegenbeweis anzutreten. Das dürfte mittlerweile sehr schwierig geworden sein. Dies wird vor allem dann deutlich, wenn man sich **die jüngste Entwicklung im Bereich der von Jason Theodosakis propagierten Nahrungssupplemente-Strategie vor Augen hält**: Wurden die Qualifikationen dieses Wissenschaftlers und Buchautors anfänglich im Rahmen einer an Rufmord grenzenden Diskreditierungskampagne öffentlich angezweifelt und seine – ebenfalls auf Erfahrungen und Literaturrecherchen basierenden – Empfehlungen von vielen Medizinern und Medizinjournalisten als Unfug abgetan, hat sich inzwischen das Blatt gewendet:

Tatsächlich **gibt es inzwischen auch in Europa klinische Studien auf wissenschaftlichem Niveau, die die Richtigkeit und Effizienz der Theodosakis-Methode belegen.** Und mittlerweile mussten auch etliche Registrierungsbehörden, die Präparate auf Glucosamin- und Chondroitinbasis fehlender Wirksamkeit bezichtigten und als nicht verkehrsfähig bezeichneten, kleinlaut auf ihren Entscheid zurückkommen.

Möglich wurde dies nur dank der vom amerikanischen Kongress 1994 abgesegneten "Dietary Supplement and Health Education Act". Ohne dieses Gesetzeswerk, welches **den Patienten im Bereich der Nahrungsergänzungsmittel und der Phyto-Produkte eine höhere Autonomie verleiht** und über die verbreitete Anwendung der genannten Substanzen einen eigentlichen "Druck von der Strasse" erzeugte, würde die Wirksamkeit alternativer Behandlungs- und Selbsthilfe-Strategien bestimmt noch heute bezweifelt.

Strategien für Stressvermeidung und Stressabbau

Stress – ein übler Mitverursacher, Auslöser und Begleiter arthritischer und arthrotischer Prozesse.

Bei einem Verdacht auf eine beginnende Arthritis oder Arthrose besteht heute eine hohe Wahrscheinlichkeit, dass das Leiden in irgend einer Form mit Stress assoziiert ist – sei es, dass pathogener Stress in ursächlichem Zusammenhang mit dem Leiden steht oder sei es, dass dieser eine verstärkende Wirkung auf das Krankheitsgeschehen ausübt. Tatsächlich lassen jüngere Untersuchungen darauf schliessen, dass rund 80 % aller Krankheiten und über 95 % aller chronischen Leiden direkt oder indirekt mit Stress assoziiert sind. Es erscheint deshalb in jedem Falle sinnvoll, einen initialisierenden Stresstest nach wissenschaftlichen Kriterien durchzuführen und – wenn das Resultat den Sachverhalt bestätigt – zunächst geeignete Massnahmen für einen gezielten Stressabbau zu treffen. Dies umso mehr, als Stress nicht nur ins Krankheitsgeschehen eingreift, sondern auch die Erfolgsaussichten therapeutischer Bemühungen beeinträchtigt oder gar in Frage stellen kann. Die Priorisierung des Stressabbaus erscheint umso sinnvoller, als in den letzten Jahren ein ganzes Arsenal von Mitteln und Methoden entstanden ist, welche eine effiziente und nachhaltige Stressvermeidung und Stressbekämpfung ermöglichen.

Strategien gegen den Stress sind Strategien für die Gesundheit.

Strategien gegen den Stress sind nicht nur nebenwirkungsfrei, sondern zugleich **das Beste, was wir zugunsten einer guten körperlichen und mentalen Verfassung wie auch für die Erreichung eines hohen Lebensalters in guter Gesundheit tun können.** Denn der Umstand, dass nicht weniger als 80 % aller gesundheitlichen Probleme und über 95 % aller chronischen Leiden direkt oder indirekt mit Stress in Zusammenhang stehen, müsste eine ausreichende Motivation dafür abgeben, alles zu tun, um einem Aufkommen und Überhandnehmen **dieser potentiell gefährlichen Symptomatik** zuvorzukommen. Und sie dort, wo sie bereits manifest wurde, gezielt zu bekämpfen.

Dabei sollte man sich stets vor Augen halten, wie Stress entsteht und was er bewirkt: **Stress entsteht dann, wenn in unserem vegetativen Nervensystem der Sympathikus permanent aktiviert bleibt, während umgekehrt sein „Gegenspieler" – der Parasympathikus – behindert oder gar blockiert wird.** Dadurch kann sich der Organismus in den Ruhephasen nicht mehr richtig regenerieren – analog einem Motor, der auch dann auf vollen Touren läuft, wenn er nicht gebraucht wird. Die Folge: Das neurovegetative System verliert das Gleichgewicht, die Regulation fällt zusammen und es entsteht eine permanente, pathogene Stress-Situation.

Wobei **Stress nicht a priori gleichzusetzen ist mit Krankheit**: Vielmehr handelt es sich um einen Indikator, welcher eine Überforderung anzeigt. Problematisch wird es erst, wenn Stress nicht mehr abgebaut werden kann. Was stets dann geschieht, **wenn der für den Stressabbau zuständige Parasympathikus seinen Job nicht mehr macht und die** regenerativen Kräfte sich nicht richtig entfalten können. Persistierender Stress, der nicht mehr abgebaut werden kann, mutiert denn auch von der zunächst harmlosen Anzeige einer Überbelastung nach und nach zum gefährlichen Krankheitskeim.

Die Schlüsselfunktion des Parasympathikus...

Besonders stark tangiert wird dabei das Immunsystem: Wenn dessen Regeneration ausbleibt, so schwinden auch die Abwehrkräfte – oder sie werden fehlgeleitet und münden in Autoimmunkrankheiten aus, bei welchen das Immunsystem gesundes Gewebe des Körpers angreift – so beispielsweise Arthritis, aber auch Multiple Sklerose, Psoriasis, Morbus Crohn etc. Arthritis dürfte dabei das am stärksten verbreitete Leiden sein. Umso irritierender, wenn heute im Bereich der kurativen und der präventiven Medizin noch kaum jemand vermutet, dass Stress in einem hohen Ausmass Ursache oder Auslöser dieser Volkskrankheit sein kann.

Tatsächlich: Wenn der Parasympathikus seine Aufgabe nicht mehr oder nur noch eingeschränkt wahrnehmen kann, so können die **Ursachen in einer realen und fortgesetzten Überforderung der Betroffenen, in zu kurzen Ruhezeiten zwischen Phasen der Anstrengung oder in elektromagnetischen und geopathischen Einflüssen liegen**. Statistischen Auswertungen im Bereich der Morbiditäten wie auch den Erkenntnissen verschiedener Untersuchungen zufolge, welche im Schosse oder im Auftrag der "Arbeitsgemeinschaft Innovationscontainer" durchgeführt wurden, liegt heute die Hauptursache der gehäuft auftretenden Stress-Symptome bei den beiden letzteren dieser Einflussfaktoren.

Gerade **den elektromagnetischen und geopathischen Einflüssen ist bei der Entwicklung einer individuellen Strategie zur Stressvermeidung und/oder zum Stressabbau besonderes Gewicht beizumessen.** Dies vor allem aus zwei Erwägungen: Zunächst aufgrund des Umstands, dass auf diese Einflüsse zurückzuführender Stress derzeit die mit Abstand häufigste Krankheitsursache bildet – wenn auch eine, die ungeachtet ihrer Bedeutung noch kaum zur Kenntnis genommen wird. Und zweitens, weil entsprechende Gegenmassnahmen am einfachsten und wirkungsvollsten zu bewerkstelligen sind.

... und das neue Arsenal zu seiner Reaktivierung

Von Physiotherapeuten wurde eine spezielle Gesichtsmassage entwickelt, die die Fazialnerven aktiviert und damit den Organismus, vor allem aber seine neurovegetativen Funktionen empfänglich macht für die **Aufnahme neuer Schwingungsmuster, die entspannend wirken und Blockaden auflösen.**

Diese Schwingungsquellen mit sedierenden und rekalibrierenden Eigenschaften befinden sich in einer textilen Gesichtsmaske. Diese ist gegen aussen mit einer Inertisierungsschicht versehen, die elektromagnetische und andere Störschwingungen abhält und damit deren Einwirkung während der regenerativen und adaptiven Prozesse verhindert. Die Maske kann von den Betroffenen nach einer entsprechenden Instruktion durch eine Fachperson **auch selbst zur Anwendung gebracht werden** – periodisch im präventiven Sinne oder situativ nach entsprechenden Stressbelastungen.

„Ärger-Management"

Unter diesem Begriff lassen sich **alle Methoden zusammenfassen, die darauf ausgerichtet sind, mit Situationen psychischen Drucks besser umgehen zu können.** Dafür gibt es unzählige Kursangebote, aber auch eine umfassende Management- und Beratungsliteratur. Es sind dies – nebst den unvermeidlichen Beratungsgesprächen – die Strategien, mit welchen die konventionelle Psychologie Stressbelastungen begegnet. Und die häufig ein recht bescheidenes Rendement aufweisen, wenn sie ohne die hier beschriebenen vorgängigen Massnahmen angewendet werden und wenn man sie dann noch mit dem Aufwand an Zeit und Geld vergleicht, den sie verschlingen.

Gehen diesen multiplen Hilfestellungen, die der Markt heute anbietet, dagegen eine konsequente Beseitigung der elektromagnetischen und geopathischen Störfaktoren und allenfalls auch autotherapeutisch wirksame Atemtechniken voraus, so können solche Methoden – so sie denn überhaupt noch nötig sind – **durchaus Sinn machen und den Betroffenen zu einem erweiterten Rüstzeug im Umgang mit entsprechenden Problemen verhelfen.**

Eine bewährte, in jüngerer Zeit leider etwas in Vergessenheit geratene Methode ist das in der ersten Hälfte des vergangenen Jahrhunderts vom Berliner Psychiater Johannes Heinrich Schultz entwickelte **Autogene Training**. Wichtig ist, dass die Betroffenen aus den sich anbietenden Tools eine eigene Strategie und Methode entwickeln, die sie bei Bedarf jederzeit und sofort zur Anwendung bringen können.

Anwendung von Sedativa

Sedativa (d.h. Beruhigungsmittel) sind gleichsam die ultima ratio, wenn alle anderen Methoden nicht als ausreichend wirksam betrachtet werden und wenn es sich nicht um eine reine Stress-Symptomatik handelt. Eine schwache nervliche Konstitution kann auch weiter andauern, wenn die Stress-Symptome beseitigt sind. **Wenn es sich um leichtere Störungen handelt, kann mit milden und nebenwirkungsarmen pflanzlichen Mitteln versucht werden, die angestrebte Balance herzustellen.**

Als Phytopharmaka dieser Art empfehlen sich Baldrianwurzel, Passiflora, Kava-Kava und Johanniskraut. Und als Hormonpräparat Melatonin. Wer Mühe hat mit dem Einschlafen, kann beispielsweise eine **Kombination von Melatonin- mit Baldrianwurzel-Präparaten** erproben – dies allerdings nur in gut abgedunkelten Räumen. Wenn auch dies nicht hilft, liegt vermutlich ein tiefer verwurzeltes psychisches Problem vor, welches nicht abgebaut oder – umgekehrt – sublimiert werden kann. Dann sollte die Hilfe eines Spezialarztes in Anspruch genommen werden.

Abbau beruflicher und privater Stressoren

Nebst den hier beschriebenen „passiven" Ansätzen, die die Stressproblematik primär bei den Betroffenen selbst zu behandeln sucht, gibt es natürlich stets die Möglichkeit, Störquellen, die aus dem Umfeld auf die damit Geplagten einwirken, zu mindern oder zu beseitigen. Allerdings liegen diese **Störquellen meist im zwischenmenschlichen Bereich**: Der sadistische Chef, die unzumutbaren Arbeitsbedingungen, die rücksichtslosen Nachbarn, die böse Schwiegermutter, um nur einige dieser möglichen Seelenplagen zu nennen.

Deshalb empfiehlt es sich, vor einer entsprechenden Intervention zunächst alle Gesichtspunkte und Interaktionen zu prüfen und **sowohl Strategie wie auch Nutzen zu hinterfragen.** Es kann sich auch lohnen, für einen Vorstoss zum Zwecke der Elimination von Stressoren **auf die Hilfe einer Fachperson im Intermediär- oder Mediationsbereich zurückzugreifen**, die alle Fussfallen eines entsprechenden Procederes kennt und damit umzugehen weiss.

Auf jeden Fall sind in einer direkten Konfrontation mit Nervensägen und Verursachern technischer Stressbelastungen **Forderungen im Rahmen einer sogenannten „Ich-Botschaft" und nicht in der Form von Beschuldigungen und Zensuren vorzutragen.** Auch kann es in diesem Zusammenhang sehr hilfreich sein, wenn die fordernde Person darlegen kann, dass sie auf ihrer Seite alles unternommen hat, um mit den Belastungen konstruktiv umzugehen und diese bei sich selbst zu bewältigen.

Antistress-Waldbaden

Als natürliches, wirksames **Mittel gegen den Stress wird das aus Japan stammende „Waldbaden" gepriesen.** Darunter ist ein Aufenthalt im Wald zu verstehen, dem gemäss einer speziellen Philosophie, die inzwischen vielerorts Kult-Status erlangt hat, grosse Heilkraft zugeschrieben wird. Von manchen selbsternannten Gurus wird das Waldbaden und – eine Stufe höher – die „Waldtherapie" mittlerweile auf die Spitze getrieben. **Nüchtern urteilende Schulmediziner dagegen lehnen diesen neuen gesundheitlichen Trend als Humbug ab.** Letztere machen denn auch geltend, dass es gefährlich sei, sich im Falle einer ernsthaften Erkrankung Hilfe vom Wald statt von einem etablierten Mediziner zu versprechen.

Anderseits haben gerade neuere Erkenntnisse über Wirkung und Gefahren von Schwingungen – so insbesondere auch das Risiko elektromagnetischer und geopathischer Strahlungen als Blockierer des natürlichen Stressabbaus – **gezeigt, dass ein Schwingungs-Ausgleich durchaus heilsame Wirkungen zu entfalten vermag.** Denn der Wald setzt Schwingungen frei, unter deren Einfluss ein aus dem Lot geratenes neurovegetatives System des Menschen wieder ins Gleichgewicht gebracht werden kann. Konkret: **Das Schwingungs-Biotop des Waldes ermöglicht es dem Parasympathikus, sein regeneratives Potenzial zu entfalten und dadurch Stress abzubauen.**

Diese Wirkung tritt vor allem dann ein, wenn der Wald nicht zu sportlichen Aktivitäten, sondern zu Ruhe- und Entspannungszwecken aufgesucht wird. Und der Nutzen ist dann am grössten, wenn die im Wald verbrachte Ruhephase nicht durch Handies gestört wird und wenn eine **regelmässige, ruhige Atmung praktiziert wird (beispielsweise in der Frequenz von 5 Sekunden Ein- und 5 Sekunden Ausatmung), welche direkt auf die Regulation des vegetativen Nervensystems einwirkt** und dieses in die richtige Balance bringt. Unter diesen Voraussetzungen kann das „Waldbaden" – beispielsweise in der Form von drei auf die Woche verteilten Stunden Waldruhe – ein vorzügliches immaterielles Investment für Gesundheit und Anti-Aging sein.

Fazit

Wie diese Aufstellung zeigt, steht Stressgeplagten **ein ganzes Arsenal an Strategien, Mitteln und Methoden zur Verfügung,** die jedoch nur dann Sinn machen, wenn sie in der Reihenfolge ihrer Relevanz genutzt und eingesetzt werden. Dann bestehen auch beste Chancen, dass man das grosse medizinische Problem unserer Zeit – während in den Industriestaaten die physische Gesundheit im Durchschnitt immer besser wird, geht es derzeit mit der Psyche immer weiter bachab – in den Griff bekommt.

Folgt man jedoch weiterhin den gängigen Thesen und Empfehlungen zum Stressabbau und ignoriert man den aktuellen Stand des Wissens und der verfügbaren Technologien, so zäumt man das Pferd wie bis anhin am Schwanze auf. Denn dann überlässt man der Psychiatrie ein nahezu unerschöpfliches Tätigkeitsfeld und eine nahezu unversiegbare Ertragsquelle in der Form weiterhin munter steigender Fallzahlen – mit weiterhin diffusen Aussichten, was die Lösung des Problems und die Entwicklung der Gesundheitskosten betrifft. Aufklärung ist deshalb ein Gebot der Zeit. Details dazu liefert unter anderem die Schrift „Stress lass nach" des gleichen Verfassers.

Bisweilen nicht leicht zu unterscheiden:

Arthrose, Arthritis oder Gicht?

Nicht nur Laien, sondern auch Mediziner bekunden bisweilen Mühe, zwischen Arthritis, Rheuma, Arthrose und Gicht klar zu unterscheiden. Fehldiagnosen und Fehlbehandlungen sind deshalb innerhalb dieses vielfältigen Leidensspektrums mit seinen oftmals etwas unscharfen Abgrenzungen recht häufig. Immerhin bestehen heute – unter der Voraussetzung einer korrekten Diagnose – dank neuerer Erkenntnisse der Natur- und Erfahrungsmedizin gute Aussichten auf eine ursachenbezogene Behandlung, eine nachhaltige Linderung der Beschwerden und bisweilen auch eine Heilung. Dies im Gegensatz zur namentlich früher verbreiteten Auffassung, wonach es sich bei Arthritis und Arthrose um schicksalhafte und nicht kurierbare Leidensformen handle, gegen die lediglich palliative Behandlungsmethoden in Form starker Schmerzmittel eingesetzt werden könnten.

Im Volksmund wird meist von Arthrose gesprochen, wenn Gelenke chronisch schmerzen. Häufig handelt es sich dabei jedoch um eine Arthritis, welche nicht nur andere Ursachen, sondern – zumindest in wichtigen Aspekten – auch andere Ausprägungen und Erscheinungsformen hat. **Von der reinen Schmerzwahrnehmung her sind die beiden Leiden jedoch kaum voneinander zu unterscheiden**, weshalb es bei Selbstdiagnosen – aber leider auch bei oberflächlicher medizinischer Diagnostik – häufig zu Verwechslungen kommt. Ausserdem sind die beiden Krankheiten häufig miteinander assoziiert, was nicht selten übersehen wird. Umso wichtiger ist eine sorgfältige und umsichtige Diagnostik, erfordern doch die beiden Krankheitstypen teils unterschiedliche Behandlungsformen..

Eng mit der Arthritis verwandt bzw. ein Teil davon sind auch die **Leiden des rheumatischen Formenkreises. Hier sind die Grenzen sogar bisweilen fliessend** – besonders da, wo die Ursachen nahe beieinander liegen oder weitgehend identisch sind. Und schliesslich gibt es da noch die Gicht oder das "Zipperlein". Dabei handelt es sich um ein Leiden mit ganz anderer Ursache, aber ähnlicher – oder zumindest ähnlich schmerzhafter – Störung der Befindlichkeit.

Zur Entwicklung der richtigen Behandlungsansätze ist es in allen Fällen **entscheidend, dass die Leidensform zunächst richtig erkannt wird** – was auch umsichtigen Diagnostikern einige Erfahrung abverlangt. Andernfalls sind Frustrationen wegen ausbleibender Behandlungserfolge gleichsam vorprogrammiert. Nicht wenige der etwas despektierlich als "Praxishüpfer" bezeichneten Patienten, die von Arzt zu Arzt wandern, sind Opfer diffuser arthritisch-rheumatischer Krankheitsbilder.

Hier eine kurze Übersicht über diese drei verschiedenen Krankheitsarten, ihre effektiven oder mutmasslichen Hauptursachen und die aussichtsreichsten therapeutischen Strategien zu deren Bekämpfung mit natürlichen Mitteln und Methoden:

Arthritis, Polyarthritis und rheumatoide Arthritis – wenn die Gelenke stark entzündet sind.

Bei der Monoarthritis, der Polyarthritis und der rheumatoiden Arthritis handelt es sich um chronische, progredient verlaufende (d.h. fortschreitende) entzündliche Systemerkrankungen des Bindegewebes. Von der Schulmedizin werden diese Leiden heute noch den Krankheiten "ungeklärter Pathogenese" zugerechnet, was bedeutet, **dass die Ursachen in der etablierten medizinischen Wissenschaft noch als unklar gelten.**

Dem ist entgegenzuhalten, dass aufgrund starker Indizien aus verschiedenen Studien davon auszugehen ist, dass es sich **in der Mehrzahl der Fälle um eine Autoimmun-Erkrankung handeln dürfte.** Weitere mögliche Ursachen sind Infektionen durch eingeschleppte Keime oder Entzündungen in benachbarten Geweben, starke dauernde oder unfallbedingte Überbelastungen – erstere auch als Folge von Übergewicht – sowie Ernährungsmängel und Stoffwechsel-Defizite.

Unter Autoimmun-Reaktionen und -Erkrankungen versteht man Entzündungen, die durch ein fehlgeleitetes Immunsystem ausgelöst werden. Dies ist dann der Fall, wenn das körperliche Abwehrsystem seine Leukozyten gegen das eigene Gewebe statt ihrer Bestimmung entsprechend gegen eindringende Krankheitskeime richtet. Die rheumatoide Arthritis befällt primär Gelenke, kann aber auch Sehnen, Sehnenscheiden, Schleimbeutel und innere Organe tangieren. Die Erkrankung macht sich zunächst in der Regel durch Schmerzen in den Fingern und Handgelenken, durch Schwellungen in den Gelenkregionen und durch Morgensteifigkeit bemerkbar. Später breiten sich die Schmerzen nach und nach auf weitere Gelenke aus und schliesslich beginnen sich auch Gelenkdeformationen einzustellen Und gleich wie bei der Arthrose kann es auch hier in späteren Phasen zur Erosion der Gelenkknorpel kommen.

In diesen Fällen **müssen sich die Behandlungsansätze primär gegen die Entzündung** und sekundär auf die Stabilisierung des Immunsystems richten. (Details dazu siehe in den Kapiteln "Nahrungsergänzungsmittel gegen die Arthritis" und "Nahrungssupplemente und Phytoprodukte gegen Entzündungen und Schmerzen"). **Wobei Entzündungs- in der Regel zugleich Schmerzbekämpfung ist,** gehen die unerträglichen Schmerzen entsprechender Erkrankungen doch meistens von der Entzündung des betroffenen Gewebes aus. Diese Entzündungen können übrigens "trocken" verlaufen oder mit der Absonderung eitriger Sekrete verbunden sein.

Dagegen gibt es dank jüngerer Erkenntnisse sanfte, aber durchaus effiziente Mittel aus der "Apotheke der Natur". Und auch bei einem aus der Balance geratenen, **sich gegen das eigene Gewebe richtenden Immunsystem bestehen heute dank des wieder entdeckten Naturprodukts Colostrum gute Aussichten auf eine Remission.** Im weiteren kann als ergänzende Massnahme auch dem Schwund der Gelenkknorpel entgegengewirkt werden. Dies durchaus auch präventiv, insbesondere aber dann, wenn der Verdacht auf eine beginnende oder fortgeschrittene Erosion der Gelenkknorpel besteht – liege deren Ursache nun in einer auf die Knorpelmasse übergreifenden Entzündung oder in einer parallel laufenden Arthrose.

Arthrose – wenn die Gelenkknorpel langsam schwinden.

Unter Arthrose versteht man eine langsam und kontinuierlich verlaufende **Erosion der Gelenkknorpel, die im Gegensatz zur Arthritis nicht von Entzündungen begleitet ist.** Dieser Schwundprozess verläuft deshalb in Anfangsstadium praktisch schmerzfrei. Schmerzen stellen sich erst nach und nach ein und bleiben zunächst auf Phasen beschränkt, in welchen die betroffenen Gelenke bewegt und dabei stark belastet werden – so beispielsweise beim Hinuntergehen einer Treppe, beim Radfahren oder beim Joggen.

Dadurch ist - zumindest zu Beginn der Wahrnehmung von Gelenkschmerzen – eine relativ einfache Differenz-Selbstdiagnose durch die Patienten möglich: Wenn die Gelenke nur bei Bewegung und Belastung schmerzen und wenn bei leichtem seitlichem Druck auf die Gelenkpartien keine Schmerzen verspürt werden, so ist von einer arthrotischen Erkrankung auszugehen. Diese hat ihre **Hauptursachen nicht in einer Abnützung der Gelenkknorpel,** wie heute noch verbreitet angenommen wird, **sondern in einem Versorgungsdefizit der Knorpelmasse mit Substanzen,** die ihrer Erhaltung und Regeneration dienen. (Mehr dazu im Kapitel "Arthrose – primär eine Mangelkrankheit!")

Wenn die Erosion der Gelenkknorpel noch nicht zu weit fortgeschritten ist, **empfiehlt sich ein Versuch mit den beiden Nahrungsergänzungsmitteln Glucosamin und Chondroitinsulfat** (Details dazu im Kapitel "Mit Nahrungssupplementen gegen den Knorpelschwund"). Aus diesen beiden Substanzen sowie aus dem Bindegewebsprotein Kollagen sind die Knorpelzellen zur Hauptsache aufgebaut. Durch die Zufuhr von Glucosamin kann die Regenerationsfähigkeit der Gelenkknorpel günstig beeinflusst werden, während Chondroitinsulfat parallel dazu für die Wasseraufnahmefähigkeit und damit die Elastizität des Knorpelgewebes sorgt.

Wenn es dem Organismus gelingt, diese beiden als Nahrungsergänzungsmittel zugeführten Substanzen zu verwerten und in das Knorpelgewebe einzulagern bzw. zur Bildung neuer Knorpelzellen zu nutzen, so kann die weitere Erosion gestoppt werden. Gewisse Untersuchungen lassen darüber hinaus den Schluss zu, dass in einzelnen Fällen gar verloren gegangenes Knorpelgewebe ersetzt und der Knorpelschwund praktisch vollständig rückgängig gemacht werden kann. **Glucosamin und Chondroitinsulfat können somit auch präventiv genutzt werden.** Die Erhaltungsdosis liegt hier bei ca. 750 mg hochreinen Glucosamins pro Tag und Person bzw. bei 1500 mg in Form einer therapieunterstützenden Anwendung.

Leider sind jedoch präventive Anwendungen nicht sehr populär – im Gegenteil: Wie auch bei anderen verbreiteten Leidensbildern werden die ersten Anzeichen von den Betroffenen in der Regel verdrängt. Die meisten von ihnen unterziehen sich erst einer Diagnose, wenn der Erosionsprozess schon weit fortgeschritten ist. Die einzige zuverlässige Diagnose liefert übrigens das Röntgengerät: An der Breite des Gelenkspalts kann der Orthopäde ablesen, wie weit die Erosion schon fortgeschritten ist. Wird dabei ein Stadium erreicht, in welchem bereits die Knochen aufeinander zu stossen beginnen, so erscheint eine chirurgische Lösung mit einem Ersatzgelenk unausweichlich.

Gicht

Im deutschen Sprachgebrauch wurde Gicht in früheren Zeiten auch als "Zipperlein" bezeichnet – dies aufgrund der Beobachtung, dass sich von Gicht Geplagte häufig in kleinen Trippelschritten vorwärts bewegten, um ihre schmerzenden Gelenke zu schonen. Die **Ursachen für das Leiden liegen in einer zu hohen Harnsäure-Konzentration im Blut**. Wird hier ein bestimmter Grenzwert überschritten, so bilden sich Harnsäurekristalle, die – wenn sie sich bei den Gelenken aggregieren – häufig zu sehr plötzlich auftretenden, schmerzhaften Gichtanfällen führen können. Als Folge der Reizung durch die Harnsäurekristalle – die besonders häufig an den Fingergelenken auftreten und dort als kleine Knötchen in Erscheinung treten – kommt es zu starken Entzündungen, unter deren Einfluss die betroffenen Gelenke schon bei jeder kleinen Bewegung extrem schmerzen können.

Bei Gelenkentzündungen zufolge Gicht spricht man auch von einer **"Arthritis urica", d.h. einer durch Urin ausgelösten Arthritis**. Weshalb jedoch kommt es zu einem Harnsäure-Überschuss im Blut? Die Primärursachen liegen bei einer Störung oder Überforderung des Purinstoffwechsels und/oder einer Störung bzw. einer Überbeanspruchung der Nierenfunktionen: Beim Verzehr von Fleisch, Fisch oder Geflügel werden Purinkörper freigesetzt, die zu Harnsäure abgebaut werden. An diesem komplexen Stoffwechselprozess sind 21 verschiedene Enzyme beteiligt. Die Harnsäure wiederum wird von den Nieren ausgefiltert und über die Blase ausgeschieden.

Ist der Purinstoffwechsel gestört – beispielsweise durch das genetisch bedingte Fehlen bestimmter Enzyme oder durch deren Blockierung – oder aber findet ein extremer Verzehr purinhaltiger Lebensmittel statt, so entsteht im Blut ein Harnsäure-Überschuss, als dessen Folge sich die gefürchteten Kristalle bilden können. **Dies allerdings nur dann, wenn auch die Nieren nicht in der Lage sind, die Harnsäure rasch abzubauen.** Woraus erhellt, dass bei der Gicht mehrere Faktoren zusammentreffen müssen, damit sich das Leiden entwickeln und die Befindlichkeit der Betroffenen massiv stören kann.

Diese Darlegungen lassen erahnen, dass die Hauptursache der Gicht meist bei den Betroffenen selbst – bzw. bei deren Ernährungsverhalten – liegt. Konkret: **Die Gichtpatienten essen in der Regel zu viel Fleisch, trinken zu viel Alkohol** – zu dessen Abbau die Niere ebenfalls stark gefordert ist –, haben zu wenig Bewegung und nehmen zu wenig Flüssigkeit in Form reinen Wassers auf. Wobei allerdings zu berücksichtigen ist, dass die Leistungsfähigkeit der Nieren und des metabolischen Systems von Mensch zu Mensch nicht nur krankheitsbedingt stark differieren kann: Während sich die einen fast jede Ernährungssünde gestatten können, stossen andere damit rasch an Grenzen der Verkraftbarkeit.

Am treffendsten findet sich der Sachverhalt der gichtrelevanten Ernährungsfehler bei Wilhelm Busch beschrieben, der in seiner Kurzgeschichte "der neidische Handwerksbursch" eine Wirtshausszene darstellt, bei der ein armer Handwerksbursche einem ebenso wohlhabenden wie - beleibten Gast beim Verzehr eines ganzen Hähnchens und einer Flasche Wein zusehen muss. Und das Ende von der Geschichte:

"Die Sonne brennt, der Staub, der weht;
Der Dicke fährt, der Dünne geht.
Der Handwerksbursche, froh und frei

Ruht sanft im duft'gen Wiesenheu.
Der Dicke aber - autsch! mein Bein!
Hat wieder heut das Zipperlein."

Bei Gichtattacken sollten Betroffene im eigenen Interesse sofort reagieren – und zwar nicht durch das undifferenzierte Schlucken von Schmerzmitteln, sondern mit einer Änderung ihrer Ernährungsgewohnheiten. Was bedeutet, dass der Konsum von Fleisch, Fisch und Geflügel – und zwar auch in Form von Wurst, Terrinen, Hackfleischsaucen und Füllungen von Teigwaren – auf etwa 100 Gramm pro Tag reduziert oder vorübergehend gänzlich eingestellt werden sollte; der Eiweissbedarf kann in dieser Zeit mit Käse und anderen Milchprodukten oder mit Soja-Proteinen gedeckt werden. Weiter sollte der Genuss von Alkoholika – bis auf das ernährungsphysiologisch empfohlene Glas Rotwein pro Tag – eingestellt werden. Und schliesslich **sind mit 2,5 bis 3 Litern stillem Wasser pro Tag die Nieren so durchzuspülen und zu konditionieren, dass sie wieder grössere Harnmengen auszufiltern vermögen.**

Es ist in diesem Zusammenhang immerhin tröstlich zu wissen, dass **Gicht praktisch vollständig rückgängig gemacht werden kann** – unter der Voraussetzung allerdings, dass auf erste Anzeichen rasch reagiert wird und Ernährungsfehler der genannten Art in der Folge konsequent vermieden werden.

Die Anti-Arthrose-Strategie:

Zehn konkrete Regeln gegen das gefürchtete Leiden

Die neuen Erkenntnisse über Ursachen, Entstehung und Entwicklung von Arthrosen wie auch über die Möglichkeiten, Ausbruch und Verlauf der Krankheit mit ernährungsphysiologischen Mitteln sowie mit Methoden der orthomolekularen Medizin und anderen sanften Massnahmen günstig zu beeinflussen, ermöglicht neu den Aufbau einer gezielten Strategie gegen das stark verbreitete Volksleiden. Diese Strategie besteht aus zehn Regeln – worunter Empfehlungen und Handlungsmaximen für die Prävention und/oder die gezielte Bekämpfung der Arthrose zu verstehen sind. Diese Strategie ist primär auf Personen ausgerichtet, bei welchen die Krankheit noch nicht wahrnehmbar ausgebrochen ist oder sich noch in einem nicht allzu weit fortgeschrittenen Stadium befindet. Die Indikationen der Anti-Arthrose-Strategie haben den Vorteil, dass sie sich alle im Bereich der Sanften Medizin bewegen und von den Betroffenen selbst umgesetzt werden können.

Die im vorangegangenen Kapitel wohl erstmals in dieser Form und Konsequenz aufgestellte **These, wonach Arthrose primär als Mangelkrankheit zu betrachten sei**, deren Verlauf durch inadäquates Verhalten und kontraproduktive Linderungs- oder Heilungsversuche noch verschlimmert wird, **vermittelt zugleich Ansätze zu einer neuen präventiven und therapeutischen Strategie gegen dieses Volksleiden.**

Aufgrund neuer Fachkenntnisse, die seit der bahnbrechenden Publikation von Jason Theodosakis in den Bereichen der sanften und der orthomolekularen Medizin gewonnen werden konnten, wie auch dank neuer Erkenntnisse über die Stress-Genese **lässt sich eine Reihe neuer, "sanfter" Massnahmen gegen die Arthrose definieren,** die in ihrem Zusammenspiel und ihrer Vernetzung faszinierende strategische Perspektiven eröffnen.

Diese **schliessen zwar die High-Tech-Medizin keinesfalls aus, bieten anderseits aber eine wertvolle Alternative** in den Bereichen der Prävention, der Therapie in leichteren Fällen – bzw. bei beginnender Arthrose – sowie der Therapieunterstützung oder der Progressionsverzögerung bzw. -blockade im Vorfeld eines als unvermeidlich betrachteten, späteren chirurgischen Eingriffs. Hier ein kurzer Abriss dieser Strategie und ihrer konkreten Handlungsoptionen bzw. Regeln in zehn Interventionsbereichen:

Regel 1: Schützen Sie sich vor Stress!

Stress fördert nicht nur das Entstehen von Arthrose, sondern er behindert auch jegliche Massnahmen zur Prävention oder zur Bekämpfung dieser Krankheit. Wer immer sich davor schützen oder Massnahmen bei einer bereits bestehenden Arthrose-Diagnose treffen will, ist deshalb **gut beraten, sich zunächst einer professionellen Stress-Diagnose zu unterziehen** oder gleich Massnahmen gegen den Einfluss elektromagnetischer Strahlung zu treffen.

Denn Elektrosmog bildet nicht nur die Hauptursache von Stress, sondern er begünstigt auch die Entstehung von Arthrose gleich auf dreifache Weise: Erstens durch die direkte Einwirkung elektromagnetischer Strahlungen auf den Körper und dessen Organe – so auch auf die Knorpelzellen und die anderen Teile der Gelenke; zweitens durch die Behinderung der Zirbeldrüse bei der Melatoninbildung und drittens durch die Blockierung der körpereigenen Stressabbau-Funktionen. Gerade der Vermeidung der letzteren dieser Wirkungen kommt die grösste Bedeutung zu, ist doch **Elektrosmog heute der Hauptfaktor der Stress-Genese.**

Entsprechende Massnahmen sind heute sehr einfach zu treffen: **Mit einem Aufwand von ca. 100 € / CHF lässt sich ein Schlafraum von elektromagnetischen Einflüssen freihalten**. Wer darüber hinaus auch den Einfluss geopathischer Strahlungen – wie sie z.B. durch Wasseradern, Erdverwerfungen, Gesteinsbrüche, Currynetze und Hartmanngitter verursacht werden können – ausschliessen will, kann dies mit einer universellen „Entstrahlungsmatte" für den einzelnen Schlafplatz tun, die allerdings um einiges teurer ist.

Beide Massnahmen lassen sich selbstverständlich auch ohne vorgängige Diagnose treffen, zumal **heute ohnehin die meisten Menschen diesen negativen Einflüssen ausgesetzt sind**. Darüber hinaus können indessen noch weitere Stressquellen aktiv sein, die ein erweitertes Antistress-Programm ratsam erscheinen lassen. Konkrete Informationen liefert dazu das Kapitel „Stress – ein übler Mitverursacher, Auslöser und Begleiter arthritischer und arthrotischer Prozesse" sowie das Buch „Stress lass nach!" des gleichen Autors.

Regel 2: Stärken Sie Ihre Gelenke durch Bewegung!

"Wer rastet, der rostet." Diese uralte Volksweisheit gilt auch und vor allem für unsere Gelenke. Tatsächlich: Gelenke sollten stetig genutzt, aber nicht übernutzt werden. Genutzt werden sie dadurch, dass wir uns ständig in Bewegung halten. Computerarbeit mit ihrer Fixierung auf das enge Feld des Bildschirms, die stundenlange sitzende Haltung ohne Ausgleich und die stets gleichen Bewegungen der Arm- und der Fingergelenke führen nicht nur zu Haltungsschäden, zu Nervenproblemen wie dem Karpaltunnelsydrom und zu einer erhöhten Disposition für depressive Verstimmungen, sondern auch zu einer erhöhten Anfälligkeit für Arthrose.

Denn bei einem bestimmungsgemässen und kontinuierlichen Gebrauch werden die Knorpelzellen angeregt und in einem Sinne aktiviert und trainiert, dass sie ihre Aufgaben gut und lange wahrnehmen können. Umgekehrt **führt die Nichtbenützung der Gelenke zu deren eigentlichem "Einschlafen", was sie träge macht und ihre Widerstandskraft herabsetzt.**

Welch grossen Einfluss stetes Benützen und Bewegen auf die Funktionsfähigkeit der Organe hat, ersieht sich beispielsweise aus den Fortbewegungsproblemen, die durch lange Bettlägrigkeit entstehen können: Die Betroffenen bekunden dabei grosse Mühe, sich gut auf den Beinen zu halten und wieder den "richtigen Tritt" zu finden. Sie wirken zittrig und unsicher und unterliegen einem erhöhten Risiko, plötzlich hinzufallen. Mit ein Grund dafür, dass man heute die Patienten nach Operationen nicht mehr lange liegen und das Bett hüten lässt, sondern ihnen schon nach kurzer Zeit die Möglichkeit verschafft, sich zu bewegen.

Anderseits ist aber darauf zu achten, dass es nicht zu einer Übernutzung und Überbelastung der Gelenke kommt – wie dies beispielsweise bei starkem Übergewicht, bei Extremsport und bei ergonomisch unvernünftiger, starker Arbeitsbeanspruchung der Fall ist. Hier kann es zu Abnützungserscheinungen kommen, die – wenn dann noch eine Unterversorgung der Knorpelzellen mit regenerativen Nährstoffen dazu kommt – leicht in eine Arthrose ausmünden können.

Besonders ausgeprägt sind solche Probleme bei Arbeitern, welche harte körperliche Arbeit leisten und dabei häufig an die Grenzen ihrer physischen Belastbarkeit stossen – wie beispielsweise Beschäftigte im Hoch- und Tiefbau, Forstarbeiter und Landwirte. Diese haben nicht nur ein deutlich erhöhtes Invaliditätsrisiko, sondern sie halten die starke körperliche Belastung in der Regel auch nicht während eines ganzen "normalen" Berufslebens aus. **Tatsächlich gehen heute die meisten Beschäftigten aus diesen physisch strapaziösen Berufsgattungen vorzeitig in Rente.**

Ergo: Wer seine Gelenke häufig überbeansprucht – ganz gleich, ob er dies im Beruf oder in der Freizeit, wie beispielsweise im Rahmen einer physisch strapaziösen sportlichen Betätigung, tut – , sollte besonderes Augenmerk auf präventive Massnahmen legen, welche wir unter anderem im Kapitel „Nahrungsergänzungsmittel und Wasser gegen die Arthrose" darlegen.

Regel 3: Fördern Sie die Regenerationsfähigkeit Ihrer Gelenkknorpel!

Dem amerikanischen Orthopäden Dr. Jason Theodosakis ist es zu danken, dass **die für die Regeneration der Gelenkknorpel so wichtigen Stoffe Glucosamin- und Chondroitinsulfat aus der Vergessenheit früherer europäischer Therapie-Ansätze geholt** und einem breiten Publikum zugänglich gemacht wurden. Beide Stoffe waren früher in der menschlichen Nahrung reichlich vorhanden. Die Tendenz zu immer feineren Nahrungsmitteln und zu Convenience Food mit hoher Energiedichte hat dazu geführt, dass unsere Nahrung nur noch einen geringen Anteil dieser wichtigen Stoffe enthält.

Zudem trugen Konsumentenschutz-Organisationen vor über zwei Jahrzehnten wesentlich dazu bei, dass diese Stoffe aus der Nahrung verbannt wurden: Enthielten früher gewisse Fleischfüllungen – wie sie beispielsweise bei Ravioli Verwendung fanden – beträchtliche Anteile an Knorpelmaterial und an Kollagen, so wurden diese Stoffe nahezu vollständig aus den Zubereitungen verbannt, nachdem Konsumentenschützer diese Substanzen als ernährungsphysiologisch minderwertig qualifiziert und dem Publikum förmlich das Gruseln ob solch widerlichen Inhaltsbestandteilen beigebracht hatten. **Nach heutigen Erkenntnissen hat man den Konsumenten mit solchen Kampagnen einen Bärendienst erwiesen und zudem mitgeholfen, die Gesundheitskosten in die Höhe zu treiben.**

Untersuchungen haben nämlich ergeben, dass sogar stark **lädierte Gelenkknorpel durch die reichliche Zufuhr von Glucosamin zumindest teilweise wiederhergestellt** werden können. Dies allerdings unter der Voraussetzung, dass das

Glucosamin auch ordentlich verstoffwechselt – d.h. vom Organismus aufgenommen und verwertet – werden kann. (Siehe dazu auch die Ausführungen unter Regel 4 dieser Strategie). **Erst wenn die Knorpelsubstanz grossteils erodiert ist und Knochen auf Knochen stösst, ist eine natürliche Restitution der Gelenke kaum mehr möglich**; in diesen Fällen kann praktisch nur noch die Chirurgie durch den Einbau eines künstlichen Gelenks weiterhelfen.

Allerdings sollten **chirurgische Eingriffe in solchen Operationstiefen nur an gut darauf vorbereiteten Patienten vorgenommen werden**. Entscheidende Voraussetzungen für ein gutes Gelingen und eine kurze Rekonvaleszenzzeit sind eine weitgehende Stressfreiheit (Siehe dazu auch das Kapitel „Stress – ein übler Mitverursacher, Auslöser und Begleiter arthritischer und arthrotischer Prozesse"), ein gut ausbalanciertes Immunsystem und ein stabiler physiologischer Allgemeinzustand.

Die heute für Präparate zur Arthrose-Behandlung verwendeten Glucosamine werden – ähnlich wie das weiter unten erwähnte Chitosan – vorwiegend aus den Chitinschalen von Crevetten und anderen Kleinkrebsen oder aus Muscheln gewonnen. **In der menschlichen Knorpelmasse sorgt Glucosamin für die Bildung neuer wasserbindender Moleküle und damit für die Entstehung neuer Knorpelzellen und für die Regeneration der Knorpelmasse in den Gelenken.**

Umgekehrt fördert Chondroitinsulfat die Wasseraufnahmefähigkeit der Knorpelzellen und sorgt auf diese Weise für eine gute Elastizität. Denn effektiv erlangt ein Gelenkknorpel seine volle Funktionsfähigkeit erst durch eine hohe Geschmeidigkeit. Zugleich schützt

Chondroitinsulfat den Knorpel vor der Zerstörung durch bestimmte Enzyme. Das für die Herstellung von Arthrose-Präparaten genutzte Chondroitinsulfat wird heute grösstenteils aus der Knorpelmasse von Rindern und Fischen hergestellt.

Regel 4: Optimieren Sie Ihren Flüssigkeits-Haushalt!

Der menschliche Körper benötigt für die Funktion seiner Organe sehr viel Flüssigkeit. Wird ihm diese nicht zugeführt, so beschafft er sie sich überall dort, wo nicht gerade lebenswichtige Funktionen auf dem Spiel stehen – so beispielsweise im Darm, wo der Organismus auf die im Stuhl meist reichlich enthaltene Flüssigkeit zurückgreifen kann. Harter Stuhl – als dessen Folge es häufig zu Hämorrhoiden kommt – und Verstopfungen gehen in der Mehrzahl der Fälle auf eine ungenügende Flüssigkeitszufuhr zurück.

Eine weitere Quelle, aus welcher der Körper in Fällen einer entsprechenden Unterversorgung seinen Flüssigkeitsbedarf deckt, bilden die Gelenkkapseln. Dies hat zur Folge, dass letztere zu wenig Flüssigkeit erhalten, was wiederum zu einer Versprödung und Erosion der Gelenkknorpel führt. Wer also seine Gelenke vor **Flüssigkeitsmangel – der oft die Vorstufe einer arthrotischen Entwicklung darstellt – schützen will, ist gut beraten, täglich zwischen 2 und 3 Litern Flüssigkeit als reines Wasser** und nicht etwa in Form von Bier, Wein, Kaffee oder Süssgetränken zu sich zu nehmen. Der amerikanisch-iranische Arzt Dr. Faridun Batmenghelidj hat manchen seiner von Arthrose betroffenen Patienten mit nichts anderem als einer Trinkwasserkur zu einer substanziellen Verringerung ihres Leidensdrucks verhelfen können.

Allerdings spielt auch beim Wasser die Qualität eine wichtige Rolle. **Es empfiehlt sich, stilles Tafel-, Mineral- oder einfach Trinkwasser vom Wasserhahn zu sich zu nehmen**, welch letzteres ja hierzulande in den meisten Regionen von sehr guter Qualität ist. Das wegen seiner vordergründigen Erfrischungs-Effekts beliebte kohlensäurehaltige Wasser ist demgegenüber weniger vorteilhaft, da sich CO_2 auf den Körper eher nachteilig auswirkt. Tatsächlich kann eine allzu hohe Zufuhr von Kohlensäure nicht nur zu Blähungen, aggressivem Schluckauf und Reflux führen, sondern auch die Versorgung des Körpers mit Sauerstoff beeinträchtigen.

Wer seiner Gesundheit noch etwas mehr zuliebe tun möchte als bloss seinen Flüssigkeitsbedarf ordentlich zu decken, sollte dabei einem strukturierten Wasser den Vorzug geben. Dabei handelt es sich um ein Wasser des sogenannten „vierten Aggregatszustands", welches eine geringere Clustergrösse und eine kristalline Struktur aufweist, über ein hohes Benetzungs- und Lösungsvermögen verfügt und dadurch in der Lage ist, eine bis in die feinsten Kapillaren reichende Transport- und Reinigungswirkung zu entfalten. **Dieses Wasser kann mit Sauerstoff, Wasserstoff, mit Silber- und Gold-Kolloiden oder mit zusätzlichen Mineralstoffen angereichert werden.** Weiter eignet sich dieses Wasser vorzüglich als Träger verschiedenster Informationen in der Form von Schwingungsmustern, die vom Körper aufgenommen und umgesetzt werden können.

Regel 5: Überprüfen Sie Ihre Schwermetall-Belastung!

Wenn Ihre Zähne mit schwermetallhaltigen Zahnersatzmaterialien saniert wurden – auch wenn diese inzwischen entfernt worden sind –, wenn Sie in städtischer Umgebung oder in der Nähe von Verkehrs- oder Industrieanlagen wohnen oder wenn Sie über 50 Jahre alt sind, so **müssen Sie davon ausgehen, dass Ihr Körper eine mittlere bis hohe Belastung durch Quecksilber, Blei Cadmium und andere Schwermetalle aufweist.**

Es ist heute allgemein bekannt, dass diese Schwermetalle grösstenteils toxisch sind und die Körperorgane in deren Funktion beeinträchtigen können. **Noch kaum bekannt ist demgegenüber die Tatsache, dass Schwermetalle auch die Funktion von Enzymen blockieren können.** Enzyme aber sorgen dafür, dass die dem Körper zugeführten Nähr- und Schutzstoffe metabolisiert und damit in die für die Versorgung der Zellen mit lebenswichtigen Stoffen und Energie erforderliche Form gebracht werden können.

Dieser Sachverhalt trifft auch für die Gelenkknorpel zu: Eine gute Versorgung des Körpers mit den beiden Knorpel-Hauptnährstoffen Chondroitinsulfat und Glucosamin führt nur dann zu gesunden und regenerationsfähigen Gelenken, wenn auch die für die Umwandlung der Stoffe erforderlichen enzymatischen Prozesse normal ablaufen können. **Sind diese Funktionen durch Schwermetalle blockiert, so wird auch die Erneuerungsfähigkeit der Gelenkknorpel stark reduziert.**
Eine Unterversorgung der Gelenke mit diesen in der Nahrung ohnehin nicht mehr ausreichend vorhandenen Stoffen kann also sowohl auf einen Versorgungsmangel wie auch auf eine

Blockierung der entsprechenden Enzyme zurückzuführen sein.

Wie hoch Ihre Schwermetallbelastung ist, können Sie mittels eines neuartigen Schwermetall-Tests feststellen. Dieser besteht aus einem speziellen, physikalisch modifizierten Mineralstoff-Gemisch von höchster Feinheit, mit dessen Hilfe die Schwermetalle aus dem Blut gelöst, gebunden und danach im Stuhl nachgewiesen werden können. Im Rahmen einer entsprechenden Stuhl-Multielement-Analyse, die integrierenden Bestandteil des Tests bildet, wird in einem hochspezialisierten Labor für Umweltmedizin der Status von allen 16 Schwermetallen ermittelt.

Die Analyse gibt nicht nur **Aufschluss über den Grad und den Charakter der Schwermetall-Belastung des Körpers**, sondern sie zeigt auch auf, ob und wie dringend Massnahmen zur Entfernung der den Organismus belastenden Schwermetall-Depots indiziert sind. Ausserdem lässt sich der Analyse entnehmen, welche Prioritäten dabei zu setzen sind und auf welchen ungefähren Zeitraum eine entsprechende "Ausleitungs-Kur" auszurichten ist.

Regel 6: Bringen Sie Ihren Stoffwechsel ins Lot!

Wenn die vorgenannte Schwermetallbelastungs-Analyse eine Elimination der Schwermetall-Depots nahe legt, so empfiehlt sich dafür ein neues Vorgehen, welches sich unter der Bezeichnung **"Metabolische Restitution"** etabliert hat. Dabei wird mit dem gleichen Präparat, welches auch für die Analyse verwendet wird, gearbeitet. Dieses hat die Fähigkeit, **die im Blut zirkulierenden Schwermetalle durch die Darmwände hindurch anzuziehen und an sich zu binden**. Damit eine optimale und nachhaltige Wirkung erzielt wird, muss die

Applikation in mehreren Phasen durchgeführt und der Verlauf durch periodische Nach-Analysen dokumentiert werden.

Die Dauer des Ausleitungsprozederes und die Zahl der Ausleitungsphasen hängen davon ab, wie stark der Körper mit Schwermetallen belastet ist. Dieser Belastungsgrad ist nicht einfach zu eruieren. Denn Schwermetalle werden im Fettgewebe, in den Knochen, in der Leber und in weiteren Organen zwischengelagert. Dies hängt damit zusammen, dass diese Stoffe vom Körper nicht neutralisiert und nur in winzigen Mengen ausgeschieden werden können. Weil heute dem Organismus über die Nahrung, die Luft und Getränke mehr Schwermetalle zugeführt werden als dieser laufend auszuscheiden vermag, **geraten der Körper und viele seiner Organe nach und nach zu einer Art Schwermetalldeponie.**

Es gibt indessen noch eine weitere erfolgversprechende Methode der Ausleitung von Schwermetallen, die allerdings vor allem für Leute in Frage kommt, die zugleich an Übergewicht leiden: **die kontinuierliche Einnahme des Ballaststoffs Chitosan.** Diese aus dem Chitin der Schalen von Crevetten und anderen Kleinkrebsen gewonnene Substanz, über die wir unter der folgenden Indikation ausführlicher berichten, vermag nicht nur Fettstoffe zu binden, sondern in geringen Mengen auch Schwermetalle festzuhalten und auszuleiten.

Allerdings erreicht die Schwermetall-Bindekraft von Chitosan gemäss dem aktuellen Stand des Wissens nur einen Bruchteil jener Kapazität, die mit den beschriebenen Mineralstoffen realisiert werden kann. Es bedarf deshalb einer fortgesetzten und kontinuierlichen Einnahme, wenn damit gleichwertige Resultate erzielt werden sollen. Dies ist praktisch nur dort möglich, wo der Stoff konsequent zur

Förderung der Verdauung, zur Vermeidung von Übersäuerungen, zur Körpergewichts-Kontrolle und zur Senkung bzw. Kontrolle des Cholesterinspiegels eingesetzt wird.

Zwar gibt es noch weitere Methoden der Schwermetall-Entfernung. So beispielsweise die periodische Blutwäsche, die nicht nur sehr aufwändig ist, sondern die Patienten extrem strapaziert. Oder den Einsatz von pharmazeutischen Präparaten, der in der Regel mit starken Nebenwirkungen verbunden ist. Am potentiell gefährlichsten dürfte aber bei hohen Dosierungen die heute noch viel gepriesene Grünalgen-Methode sein. Grünalgen vermögen zwar dank ihres hohen Silizium-Anteils Schwermetalle aus Blut und Depots herauszulösen, doch werden diese Stoffe im Darm rückresorbiert, was zu schweren Vergiftungserscheinungen führen kann. Demgegenüber ist die **Metabolische Restitution nicht nur eine sichere, sondern auch eine einfach anzuwendende und für die Patienten gut verträgliche Methode.**

Regel 7: Achten Sie auf Ihr Körpergewicht!

Menschen mit Neigung zu Arthrose weisen häufig Übergewicht auf. Dieses hat zwar entgegen einer vorherrschenden Meinung nicht ursächliche Bedeutung für die Entstehung einer Arthrose, aber es kann deren Verlauf erheblich verstärken und beschleunigen. Übergewichtige und fettleibige Personen, die das Arthrose-Risiko senken oder ein bereits bestehendes Arthrose-Leiden lindern wollen, tun deshalb gut daran, ihr Körpergewicht zu reduzieren und so ihren strapazierten Gelenken Erleichterung zu verschaffen.

Was aber tun, um nicht stets wieder die eigenen Vorsätze zu konterkarieren und Appetit und Gelüsten nachzugeben? Ein **gutes und bewährtes Hilfsmittel für diesen Zweck ist Chitosan** – ein natürlicher, aus dem Chitin von Crevettenschalen gewonnener Stoff, welcher Fette in Magen und Darm zu binden und unverdaut abzuführen vermag. Ausserdem wirkt Chitosan als effizienter, die Darmperistaltik unterstützender und Verstopfungen vorbeugender Ballaststoff. Und schliesslich bindet Chitosan überschüssige, cholesterinhaltige Magensäure und schützt so nicht nur Herz und Kreislauf, sondern beugt auch einer vom Magen ausgehenden allgemeinen Übersäuerung des Organismus vor – einem Zustand übrigens, der sich auch negativ auf den Verlauf von Arthrosen auswirkt. **Allerdings erfordert die Verwendung von Chitosan eine hohe Flüssigkeitsaufnahme**, die für den Arthrose-Patienten – wie oben bereits dargelegt – ohnehin sehr wichtig ist.

Einschränkend ist jedoch anzufügen, **dass Chitosan seine Wirkung als "Abspeckmittel" nur dann voll entfalten kann, wenn die Substanz im Rahmen eines sättigenden, aber kalorienreduzierten Diätprogramms eingesetzt wird**. Denn Chitosan vermag – je nach Qualität und Feinheitsgrad – nur etwa das Sechs- bis Zehnfache des Eigengewichts an Fettstoffen zu binden. Will heissen: Eine Kapsel von 250 mg Inhalt bindet lediglich 2,5 Gramm Fett. Zum Binden von 30 Gramm Fett, wie sie eine etwas opulentere Mahlzeit in der Regel enthält, wären also jeweils 12 Standard-Kapseln notwendig. **Ergo kein Mittel zur Kompensation allzu üppiger Mahlzeiten**, wenn man sich die Reduktion des Körpergewichts zum Ziel setzt. Wohl aber eine probate Methode, um bei den Mahlzeiten jene überschüssige Fettfracht zu neutralisieren, die sonst in die Fettzellen eingelagert wird und aus diesen nur schwer wieder zu entfernen ist.

Anderseits kann jedoch Chitosan sehr wohl eine wertvolle Unterstützung bei gezielten Massnahmen zur Gewichtsreduktion mittels kalorienreduzierter Ernährung sein. **Dabei gilt es allerdings noch einem weiteren Faktor Rechnung zu tragen: dem glykämischen Index.** Dieser gibt an, wie rasch Kohlenhydrate aus Nahrungsmitteln in Glukose verwandelt werden. Einen besonders hohen glykämischen Index weisen beispielsweise Weisszucker, Kartoffeln, Teigwaren, Bier und Weissbrot auf, einen niedrigen Vollkornbrot und andere Nahrungsmittel, die über einen hohen Ballaststoff-Anteil verfügen.

Durch die rasche Verdauung von Kohlenhydraten mit hohem glykämischem Index wird das Blut gleichsam mit Glukose "überschwemmt" und damit die gleichzeitige Verstoffwechslung von Fetten gehemmt, wodurch diese direkt in die Fettspeicherzellen gelangen. Ausserdem können auch Kohlenhydrate vom Organismus in Fett umgewandelt werden, wenn sie in grossen Mengen rasch metabolisiert werden. Erfolgt dagegen die Verdauung langsam – wie dies bei kohlenhydratreichen Nahrungsmitteln mit hohem Ballaststoff-Anteil der Fall ist – so erfolgt die Umwandlung in Glukose nur langsam. Kohlenhydrate und Fette können dadurch parallel und mit einem geringeren Risiko der Fetteinlagerung verstoffwechselt werden.

Ballaststoffe sind denn auch das A und das O einer guten Verdauung und einer Vermeidung von Übergewicht. In diesem Sinne wirkt Chitosan doppelt: Einerseits als Fettbinder, anderseits als Ballaststoff. Allerdings ist die Ballaststoff-Funktion weniger stark ausgeprägt als bei

Substanzen, die sich durch eine hohe Quellfähigkeit auszeichnen und ausserdem sättigend wirken. Der Effekt von Chitosan kann deshalb beträchtlich gesteigert werden, **wenn dieses mit Guarkernmehl kombiniert wird.** Letzteres hat die Eigenschaft, die Verdauung und Metabolisierung kohlenhydratreicher Kost mit hohem glykämischem Index zu verzögern und sie damit praktisch der ballaststoffreichen Nahrung gleichzustellen.

Bleibt in diesem Zusammenhang noch die unvermeidliche Frage nach einem geeigneten Appetitzügler für den Fall, dass der Selbstdisziplin nur bedingt zu trauen ist. Hier gibt es ein neues, natürliches Produkt, welches aus einer Pflanze gewonnen wird, die im südlichen Afrika beheimatet ist und von den eingeborenen Jägern und Sammlern seit vielen Generationen auf ihren ausgedehnten Streifzügen verwendet wird: Hoodia. **Extrakte aus der Hoodia-Pflanze unterdrücken Hungergefühle** nicht nur effizient, sondern - im Gegensatz zu den meisten Appetitzüglern chemischer Provenienz - auch völlig nebenwirkungsfrei.

Regel 8: Stärken Sie Ihre Gelenke und reduzieren Sie Ihre Schmerzempfindungen durch die richtigen Nährstoffe!

Die unter Regel 2 erwähnten Nachteile affinierter Nahrung können im Grundsatz für die Versorgung des gesamten menschlichen Organismus' gelten. **Tatsächlich hat sich der durchschnittliche Kalorienbedarf des Menschen in der modernen Zivilisationsgesellschaft stark reduziert, während umgekehrt die Nahrungsmittel energiereicher und ballaststoffärmer geworden sind.** Der Bedarf an Vital- und Schutzstoffen – wie Vitamine, Mineralien, Spurenelemente und andere orthomolekulare Substanzen – ist dagegen eher noch gestiegen.

Entgegen den Unkenrufen mancher Ernährungsphysiologen, die eine sogenannt "ausgewogene" Ernährung als gesundheitlich völlig ausreichend betrachten, kann es also **durchaus Sinn machen, die Nährstoffbilanz mit einigen Ergänzungsmitteln aufzubessern.** Denn ein simpler Vergleich der als Tagesbedarf definierten Menge an sogenannten "Mikronährstoffen" auf der einen und des Gehalts der empfohlenen Nahrungsmittel an solchen Stoffen auf der andern Seite zeigt, dass eine derart ausgerichtete Ernährungsweise mit einer viel zu hohen Kalorienaufnahme verbunden wäre. Tatsächlich dürfte mit einer Ernährung, die alle molekularen Stoffe in ausreichender Menge enthält, je nach Person und metabolischer Effizienz täglich zwischen 3´000 und 4´500 Kilokalorien aufgenommen werden – was auf Dauer unweigerlich zu erheblichem Übergewicht führen würde.

Ganz allgemein darf davon ausgegangen werden, dass eine gute Versorgung des Körpers mit Vitalstoffen auch ein geringeres Arthrose-Risiko beinhaltet. Im Folgenden beschränken wir uns jedoch – in Ergänzung zu den beiden bereits erwähnten Substanzen Glucosaminsulfat und Chondroitinsulfat – **auf fünf Supplemente**, die nach bisherigen Erkenntnissen die Prävention und Behandlung der Arthrose spezifisch unterstützen können. Dies einerseits durch Effekte, die die Gesundheit und Funktion der Gelenke direkt fördern, anderseits durch entzündungshemmende und schmerzlindernde Wirkungen.

MSM (Methyl-Sulfonyl-Methan)

Bei dem vor allem unter den Kürzel MSM bekannten Methyl-Sulfonyl-Methan handelt es sich um eine leicht resorbierbare Schwefelverbindung, die die ausreichende Versorgung des Körpers mit Schwefel gewährleistet und die **Elastizität und Durchlässigkeit der Zellwände** fördert. Mit Bezug auf Arthrose und rheumatoide Arthritis erfüllt der Stoff eine doppelte Aufgabe: Einerseits wird durch die **Bildung von Kollagen die Regenerierung zerstörten und beschädigten Gewebes** gefördert, anderseits trägt die höhere Elastizität und Durchlässigkeit der Zellwände dazu bei, Gelenke und Muskeln vor Entzündungen wie auch vor Beschwerden, die auf Sekundäreffekte der arthrotischen Veränderungen zurückzuführen sind, zu schützen.

MSM hat zudem den Vorteil, dass es sich gut mit den beiden Substanzen Chondroitinsulfat und Glucosamin verträgt und deren Wirkung unterstützt. Nach bisherigen Erfahrungen vermag MSM auch die Schmerzen zu dämpfen und die Wirkung natürlicher Schmerzmittel zu verstärken – speziell jene der Namibischen Teufelskralle, deren Wurzeln sich als gut verträgliches, weitgehend nebenwirkungsfreies biologisches Mittel zur Schmerzlinderung bewährt haben.

Omega-3-Fettsäuren

Fett ist nicht gleich Fett: Während gewisse Fettqualitäten – wie beispielsweise Schweinefett und insbesondere die sogenannten "Transfettsäuren" – eher zweifelhafte Beiträge zur menschlichen Ernährung leisten und den Organismus auf Dauer stark belasten, bewirken andere Fettstoffe genau das Gegenteil: Sie versorgen den Körper nicht nur mit Energie, sondern bewirken auch eine Harmonisierung des metabolischen Systems und bieten ausserdem Schutz vor mannigfaltigen gesundheitlichen Beeinträchtigungen.

So können Omega-3-Fettsäuren unter anderem entzündliche Prozesse, die oft mit Gelenkbeschwerden verbunden sind, hemmen oder gar blockieren. Damit können sie indirekt auch zur Schmerzlinderung beitragen und analgetische Aufgaben erfüllen. Auf diese Weise bietet Omega-3 insbesondere bei der durch permanente Entzündungen gekennzeichneten rheumatoiden Arthritis – die sich übrigens häufig mit Arthrose assoziiert findet – eine wertvolle Hilfe an. Manche Ärzte in den USA empfehlen heute ihren Gelenkbeschwerde-Patienten die Einnahme von Omega-3- Fettsäuren zur Steigerung der Wirkung.

Vitamin C

Ascorbinsäure oder Vitamin C zählt zu den Schlüsselsubstanzen, auf deren kontinuierliche Zufuhr der Körper zur Wahrnehmung seiner Aufgaben zwingend angewiesen ist. In der Arthrose-Therapie kann mit der zusätzlichen Zufuhr hoher Dosen von Vitamin C eine weitere **Steigerung der MSM-Anwendung** erzielt werden. Ganz allgemein gilt Vitamin C als Verstärker der Resorption verschiedenster Wirkstoffe. Ausserdem fördert Vitamin C die Versorgung der Mitochondrien – d.h. der "Energiefabriken" in den Zellen – mit Sauerstoff, wodurch sich die **Konditionen für die Bildung neuer Knorpelzellen und die Regenerierung der Knorpelmasse weiter verbessern.**

Idealerweise sollte dabei ein **Vitamin-C-Präparat auf Calciumascorbat-Basis** verwendet werden, welches die

Wirkung von Vitamin C mit jener von Calcium kombiniert. Calcium trägt zur Stärkung der Knochen bei. Vor allem aber verhindert die Zufuhr zusätzlichen Calciums, dass der Körper einen erhöhten Calciumbedarf aus den Knochen deckt. Ausserdem ist Calcium ein wichtiger Grundstoff, der im Körper für vielfältige Funktionen – darunter auch die Erhaltung der Blutgerinnungsfähigkeit und die Arbeit der Muskeln – verantwortlich ist.

Hagebutten

Aus jüngerer Zeit stammt die Erkenntnis, dass auch Hagebutten einen Einfluss auf Gelenk- und Muskelschmerzen haben. Dies haben Doppelblindstudien mit Arthrose- und Rheumapatienten auf recht eindrückliche Weise belegt. **Das natürliche Mittel wirkt dabei schmerzlindernd und entzündungshemmend** - ein Effekt, der auch im Falle einer rheumatoiden, entzündlichen Arthritis von grossem Nutzen ist. Ausserdem dürften Hagebutten-Präparate einen indirekten Einfluss auf die Versorgung des Gewebes mit Mikronährstoffen haben.

Dabei ist jedoch zu beachten, dass dieser Nutzen nur von den Scheinfrüchten spezieller Wildrosenarten ausgeht, die ausserdem sehr schonend verarbeitet werden müssen. Hagebuttenkonfitüre und Hagebuttentee hilft da – weil die wichtigsten Stoffe bei den hohen Temperaturen der Zubereitung zerstört werden – leider nicht viel. Ausserdem weiss man derzeit noch recht wenig über die eigentlichen Wirkungszusammenhänge; ebenso ist nicht bekannt, ob die in der Hagebutte enthaltenen Wirkstoffe auch eine präventive Wirkung entfalten können. **Anwendungen sind deshalb – wie bei allen Stoffen, die primär analgetische Wirkungen** entfalten – auf therapieunterstützende Funktionen zu beschränken.

Namibische Teufelskralle

In den westlichen Industriestaaten wurde die namibische Teufelskralle um die Jahrhundertwende als Heilpflanze entdeckt – namentlich als „Harpagotee", der aus den afrikanischen Kolonien importiert wurde. Dieser fand **vor allem gegen Schmerzen durch Krankheiten des rheumatischen und des arthritischen Formenkreises** sowie gegen andere persistierende Schmerzen in den Gliedern, Gelenken und Muskeln Verwendung. Schon bald wurde dieser Tee jedoch durch effizientere chemisch-pharmazeutische Arzneimittel verdrängt, die eine raschere und intensivere Wirkung zeitigten. Was durchaus nahvollziehbar ist, da der Tee nur eine schwache Konzentration der entscheidenden Wirkstoffe aufwies.

Erst in den letzten Jahren wurde die Teufelskralle – im Zuge der verbreiteten Suche nach nebenwirkungsarmen Alternativen für die Behandlung chronischer Leiden und Schmerzen – wieder aus der Versenkung geholt und klinischen Tests unterzogen. Dabei konnte festgestellt werden, dass **standardisierte Extrakte und Konzentrate aus der Teufelskrallen-Wurzel sowohl entzündungshemmende wie auch abschwellende Wirkungen** zeitigen und dadurch über schmerzlindernde Eigenschaften verfügen. Diese Wirkungen prädestinieren die Teufelskralle als natürliches Mittel zur Entzündungshemmung und Schmerzlinderung bei rheumatoider Arthritis bzw. Polyarthritis sowie als sanftes Schmerzmittel bei Arthrose.

Im Vergleich zu anderen schmerzstillenden Präparaten haben solche aus der Wurzel der Namibischen Teufelskralle den Vorteil, dass sie ungiftig sind und keine unerwünschten Nebenwirkungen hervorrufen - mit einer einzigen Ausnahme: Patienten, die unter Magen- oder Zwölffingerdarm-Geschwüren leiden, sollten keine Teufelskrallen-Präparate verwenden. Dasselbe gilt übrigens auch für andere Analgetika wie beispielsweise Aspirin und Weidenrinde-Extrakte.

Regel 9: Stärken Sie Ihr Immunsystem und bringen Sie Ihren Hormonspiegel ins Lot!

Wenn Ihre Gelenke nicht nur schmerzen, sondern auch entzündet sind, so deutet dies auf eine rheumatoide Arthritis hin. Dabei handelt es sich zumeist um eine Autoimmunkrankheit, bei der ein desorientiertes Immunsystem sich gegen den eigenen Körper wendet und dabei auch gesundes Gewebe angreift. Nicht selten sind Patienten mit Gelenkproblemen gleich doppelt betroffen – nämlich durch eine Arthrose, die die Gelenkknorpel erodieren und Knochen aufeinander stossen lässt, wie auch durch eine rheumatoide Arthritis, die mit einer permanenten Entzündung der betroffenen Gelenke verbunden ist.

In solchen Fällen besteht dringender Handlungsbedarf, welcher primär darauf ausgerichtet sein muss, **die gleichsam aus dem Ruder gelaufene körpereigene Abwehr wieder in die richtigen Bahnen zu lenken**. Parallel dazu ist auch danach zu trachten, das in solchen Fällen oftmals aus dem Lot geratene hormonelle Steuerungssystem in die richtige Balance zu bringen. Dafür gibt es im Bereich der Nahrungsergänzungsmittel zwei Substanzen, die geeignet erscheinen, diese Ziele zu unterstützen: Das Naturprodukt Kolostralmilch und der natürliche Hormonstoff Melatonin.

Kolostralmilch

Die Muttermilch – fachsprachlich Colostrum, Kolostral-, Vor- oder Erstmilch genannt – enthält wertvolle Immunglobuline und weitere Substanzen, die das Immunsystem nachhaltig stärken. Da dieser Effekt nicht nur artspezifisch genutzt werden kann, lassen sich diese Vorzüge auch für die Gesundheitsvorsorge und die Krankheitsbekämpfung beim Menschen nutzen – durch Colostrum, welches von gesunden Kühen gewonnen wird. Dabei spielt die Qualität des Rohstoffs eine entscheidende Rolle: Im Interesse einer optimalen Wirksamkeit entsprechender Präparate darf dieser nicht später als 24 Stunden nach dem Kalben der Kühe entnommen werden. Ausserdem bedarf es einer hochprofessionellen, schonenden Verarbeitung, da einerseits jede Kontamination vermieden werden muss, während anderseits die wichtigsten Inhaltsbestandteile bei höherer Hitze zerstört werden.

Die Bedeutung der Kolostralmilch bei den Rindern ersieht sich daraus, dass das Kalb ohne funktionsfähiges Immunsystem zur Welt gebracht wird. Der Aufbau des körpereigenen Abwehrsystems erfolgt bei den Rindern durch die Kolostralmilch, mit welcher das Kalb versorgt wird. Kälber, die mit Ersatznahrung aufgezogen werden, können ihr Immunsystem nicht in ausreichendem Masse entwickeln und haben deshalb nur beschränkte Überlebenschancen. Dieser Sachverhalt wird durch verschiedene Studien aus der Rinderzucht und -haltung belegt.

Weniger dramatisch ist die Situation beim Menschen: Babies kommen bereits mit einem funktionierenden Immunsystem zur Welt, doch erlangt dieses seine volle Leistungsfähigkeit erst nach und nach – und zwar vor allem durch die Wirkung der Muttermilch. **Erfahrungsgemäss sind Säuglinge, die mit** der Flasche aufgezogen werden, höheren Gesundheitsrisiken ausgesetzt als solche, die während möglichst langer Zeit die Brust bekamen.**

Ist das Immunsystem nicht ausreichend herangereift oder ist es umgekehrt defizient, so besteht die Gefahr, dass es Freund und Feind im Organismus nicht richtig zu unterscheiden vermag und gesundes Gewebe anzugreifen beginnt. Hier **können Colostrum-Präparate helfen, das Immunsystem gleichsam zu "reorganisieren" und Autoimmunreaktionen zu dämpfen oder gänzlich zu verhindern.** Diese Erkenntnis ist auch bei der rheumatoiden Arthritis sehr hilfreich, hat es sich doch in der Praxis gezeigt, dass die Gelenkentzündungen gemildert oder gar vollständig zum Verschwinden gebracht werden können. Immer häufiger werden deshalb Colostrum-Präparate auch von Schulmedizinern zur Therapieunterstützung eingesetzt.

Melatonin

Melatonin wurde hierzulande namentlich als sanftes Schlafmittel und als Stoff zur Kompensation des so genannten "Jetlag" – der durch das Überfliegen von Zeitzonen verursachten Schlafprobleme – bekannt. Auch die Nutzung beschränkte sich in Europa praktisch auf diese Anwendungen. Die Wirkungen des von der menschlichen Zirbeldrüse produzierten Hormonstoffs gehen jedoch weit darüber hinaus. Tatsächlich ist **Melatonin eine Substanz mit einem nahezu universellen Wirkungsspektrum**, welches von der Schaffung der Voraussetzungen für einen erholsamen Schlaf über die Regulierung der Hormonhaushalts, den Stressabbau, die Stimulierung des Immunsystems und die Förderung von Potenz und Libido bis zum Schutz des Körpers vor gefährlichen Krankheiten reicht.

Dieses weit gefächerte Wirkungsspektrum bringt sowohl Menschen, die von Arthrose oder rheumatoider Arthritis bzw. Polyarthritis betroffen sind wie auch solchen, die sich vor diesen Krankheiten schützen wollen, eine ganze Reihe von Vorteilen: Zunächst können sich im Rahmen der Förderung der körperlichen Regeneration in der Ruhe- und Schlafphase auch die Gelenkknorpel erholen und – so weit die dafür erforderlichen Mikronährstoffe zur Verfügung stehen – ebenfalls regenerieren. Im weiteren werden **durch die positiven Einflüsse des Melatonins auf das menschliche Immunsystem auch dessen Angriffe auf das eigene Gewebe gestoppt und Entzündungsprozesse gebremst**. Was bei einer rheumatoiden Arthritis von zentraler Bedeutung ist, zumal diese Krankheit ja primär einer Fehlsteuerung des Immunsystems zugeschrieben wird.

Durch die Herstellung einer hormonellen Balance kann Melatonin aber auch dazu beitragen, die Steuerungssysteme des Körpers zu harmonisieren, auf hormonelle Ungleichgewichte zurückzuführende Befindlichkeitsstörungen zu vermeiden und auf krankhafte Veränderungen adäquat zu reagieren. Auch Potenz und Libido können durch Melatonin positiv beeinflusst werden – und zwar einerseits durch den Abbau von Stress, der seit jeher der Feind einer erfüllenden Sexualität ist, anderseits durch die Regulierung der Sexualhormone, welche sich im Interesse eines harmonischen Liebeslebens ebenfalls im Gleichgewicht befinden sollten.

Allerdings ist Melatonin in den meisten Ländern Europas nicht als Nahrungsergänzungsmittel zugelassen. Dies nicht etwa aus gesundheitlichen, sondern vielmehr aus handelspolitischen Gründen. Anderseits kann der Stoff in der Alten Welt auch nicht als Medikament in Verkehr gebracht werden, da die Kosten für die Registrierung eines natürlichen, nicht patentierbaren Produkts für jeden Pharma-Produzenten zu hoch wären. **Konsumenten, die diese hormonelle Substanz für ihre Gesundheit nutzen wollen, haben deshalb keine andere Wahl, als entsprechende Präparate in Ländern mit liberalerer Gesetzgebung zu beschaffen** – vorzugsweise in den USA, weil dort die Gefahr, Fälschungen oder minderwertige Ware geliefert zu bekommen, recht gering ist.

Regel 10: Meiden oder eliminieren Sie geopathische und elektromagnetische Störzonen!

Erdstrahlen, Wasseradern und elektromagnetischer Smog werden heute noch von vielen Medizinern ins Reich der Märchen und der Zauberei verwiesen. **Tatsächlich sind auf diesem Gebiet auch manche Scharlatane aktiv, deren Ziel es ist, ahnungslose Bürger über den Tisch zu ziehen** und ihnen für teures Geld irgendwelchen unbrauchbaren Ramsch anzudrehen, der vor entsprechenden Strahlungen schützen soll. So beispielsweise die als klassische Nepp-Produkte zur Berühmtheit gelangten, sündhaft teuren Strahlen-Absorptionssysteme, die lediglich aus einem Gehäuse, einem Ein/Aus-Schalter, einem Kontroll-Lämpchen, einem Anschlusskabel, einigen Widerständen und einer Spule bestehen.

Solche und andere Abzocker-Artikel bilden mit einiger Regelmässigkeit Gegenstand von Presseartikeln und Konsumenten-Sendungen. Sie lassen die Leser, Zuhörer und Zuschauer glauben, dass die gesamte Thematik der Erdstrahlen, der Wasseradern und der elektromagnetischen Wellen als Erfindungen von Spinnern und gerissenen Geschäftemachern zu betrachten seien. Dies leider sehr zu Unrecht. **Denn für das gesundheitliche Stör- und**

Gefährdungspotenzial, welches von geopathischen wie auch von elektromagnetischen Störzonen ausgehen kann, gibt es klare und unwiderlegbare Beweise.

Die ersten dieser Beweise reichen in die Zwanziger Jahre des vergangenen Jahrhunderts zurück. Damals bewies der mit der Identifikation geopathischer Störzonen vertraute Gustav Freiherr von Pohl der bayrischen Landesregierung, dass Erdstrahlung nicht nur Kümmer- und Krüppelwuchs bei Pflanzen, sondern auch Krankheiten beim Menschen auslösen kann – so insbesondere auch Krebs. Pohl führte 1928 in dem ihm bis anhin unbekannten Städtchen Vilsbiburg (Landkreis Landshut) eine Untersuchung durch, in deren Rahmen er unter Polizeibegleitung mit seiner Rute **Wasserführungen ermittelte, die seines Erachtens stark genug waren, beim Menschen Krebs auszulösen.** Die entsprechenden "Reizstreifen" wurden in einen Stadplan eingetragen. Danach wurde ermittelt, wo die Krebstoten der vergangenen Jahre ihre Betten hatten. Es stellte sich heraus, dass alle statistisch erfassten Krebstoten des Städtchens auf den von Pohl ermittelten Reizstreifen gelegen hatten.

Das Resultat der Untersuchung wurde beglaubigt. Ungeachtet dessen zweifelten es Fachleute aus der medizinischen Forschung und Lehre an mit der Begründung, es handle sich um einen Zufallsbefund. Daraufhin führte v. Pohl eine zweite Untersuchung in Grafenau durch – einem Städtchen, welches vom Statistischen Landesamt als "krebsärmster Ort" im ganzen Freistaat Bayern bezeichnet wurde – mit gleichem Ergebnis. **Auch weitere, mit analoger Seriosität durchgeführte Untersuchungen gelangten zu nahezu identischen Resultaten.** Doch dann begannen sich leider Scharlatane der Erkenntnisse zu bemächtigen – was zur Folge hatte, dass es laufend zu Fehlleistungen kam. Es war deshalb für die etablierte Wissenschaft ein Leichtes, die Lehre von den geopathischen Störzonen in der Luft zu zerreissen und als Hokuspokus zu diskreditieren.

Welches ist nun aber die Wirkung solcher Strahlen und Wellen? Diese lässt sich wohl am besten mit der Funktion eines Geräts erklären, welches in den letzten Jahrzehnten Eingang in die meisten Küchen Mitteleuropas gefunden hat; das Mikrowellen-Gerät. Dessen Wellen setzen die Zellen organischen Gewebes in Schwingung. Dadurch entsteht Reibung, und diese wiederum bringt das Gewebe innerhalb kürzester Zeit zum Kochen. Ähnliches spielt sich bei der Einwirkung von Erdstrahlen auf menschliches Gewebe ab: Diese sind zwar unvergleichlich schwächer, doch wenn sich der Vorgang über lange Zeit Nacht für Nacht wiederholt bzw. fortsetzt, so werden von Natur aus weniger robust ausgelegte Gewebeteile nach und nach geschwächt und dadurch anfällig für mutagene Vorgänge oder allmählich zerstört. Dadurch erklären sich die **Zusammenhänge zwischen geopathischen Einwirkungen und bestimmten Krankheiten wie Krebs und Arthrose.**

Es kann sich deshalb sehr lohnen, zumindest bei Polyarthritis und hartnäckigen Arthrosen, die auch auf eine Schwermetall-Entfernung und eine Nahrungssupplementation nicht ansprechen, die Wohnung und insbesondere den Schlafraum auf allfällige Störzonen untersuchen zu lassen. Denn selbst eine sehr schwache Strahlung kann ausreichen, die gesundheitserhaltende Normalspannung der Körperzellen von 60 bis 70 Millivolt stark zu reduzieren, interzelluläre Signale falsch zu codieren und Gewebsareale so zu reizen, dass Zellen absterben oder zu bösartigen Formen mutieren können. In jedem Falle scheint es deshalb günstiger, zunächst die Möglichkeit einer geopathischen Störzone ausschliessen zu können, ehe man die Chirurgie aufbietet.

Was die elektromagnetischen Felder betrifft, so zeitigen diese – je nach Feldstärke – direkte wie auch indirekte Auswirkungen auf die menschlichen Zellareale. Auch sie vermögen die Zellspannung zu beeinflussen und falsche bioelektrische Signale zu emittieren. Viel wichtiger ist jedoch ihre Wirkung in Schlafräumen, wo sie die Stressabbau-Funktion des vegetativen Nervensystems stören oder gar unterbinden. Details dazu finden sich in diesem Kapitel unter „Regel 1: Schützen Sie sich vor Stress".

Wege zum Ausgleich des Versorgungsmangels:

Nahrungssupplemente und Wasser gegen den Knorpelschwund

Arthrose ist – wie wir im Kapitel "Primär eine Mangelkrankheit!" festgestellt haben – ein Leiden, welches vor allem durch einen Mangel bei der Versorgung des Knorpelewebes mit lebenswichtigen Stoffen ausgelöst wird. Welches sind nun aber die Substanzen, aus welchen die Knorpelzellen aufgebaut sind und welche sie demzufolge auch für ihre Regeneration benötigen? Untersuchungen haben gezeigt, dass die Stoffe Kollagen, Glucosamin und Chondroitinsulfat für die Regeneration und die Erhaltung der Funktionsfähigkeit der Gelenkknorpel eine entscheidende Rolle spielen. Bei einer Unterversorgung des Körpers mit diesen Stoffen ist die Arthrose praktisch vorprogrammiert – ebenso bei einer zu geringen Wasseraufnahme, als deren Konsequenz die Gelenkknorpel verspröden und erodieren können.

Die Knorpelmasse unserer Gelenke besteht im Wesentlichen aus Kollagen und Proteoglycanen. Die Kollagenfasern bilden dabei eine dichte Struktur, welche aus einem engen Gewebe von zu Strängen verdrehten Kollagenfasern besteht. Kollagen ist ein sehr vielseitiges Material, auf dem auch das Binde- und Stützgewebe des Körpers aufgebaut ist.

Trocknet Kollagen aus, so wird es spröde und brüchig, während es in feuchtem Zustand elastisch und zäh ist. Deshalb sind Proteoglycane für ein funktionsfähiges und elastisches Knorpelgewebe unerlässlich: Sie umhüllen die Kollagenfasern und -stränge, binden sie fest ein und versorgen sie permanent mit Feuchtigkeit. Diese Fähigkeit verdanken die Proteoglycane ihrem hohen Wasserspeichervermögen, welches gut das Dreifache ihres Eigenvolumens erreicht.

Damit die Gelenkknorpel ihre anspruchsvolle Aufgabe auch unter den hohen Strapazen erfüllen können, die ihnen bisweilen zugemutet werden, **bedürfen sie einer steten und ausreichenden Versorgung mit allen Grundstoffen, die sie für ihren Aufbau und ihre Regeneration benötigen** – nämlich Kollagen, Glucosamin, Chondroitinsulfat und nicht zuletzt auch Wasser. Im Einzelnen:

Glucosamin – ein unerlässlicher Aufbaustoff für Entstehung und Regeneration von Knorpelzellen

Glucosamin ist ein wichtiger Baustein der Proteoglycane bzw. ihrer Glucosaminglycane, welch letztere die Fähigkeit haben, Wasser zu binden. Dadurch erhalten die Proteoglycane eine dreifache Aufgabe: Sie schützen das aus Kollagenfasern bestehende Stützgewebe der Gelenkknorpelmasse, versorgen dieses laufend mit Feuchtigkeit und fangen dank ihrer gel-artigen Konsistenz starke Beanspruchungen sowie Stösse und Schläge auf die Gelenke auf.

Alle drei Funktionen sind für die Gelenke absolut lebenswichtig. Denn **Gelenke sind vielfältigen Einwirkungen ausgesetzt, von denen starke Dehnungen, Verdrehungen und Stösse die gefährlichsten sind.** Je stärker die Dehnungen und Drehungen, desto wichtiger ist die Elastizität der Kollagenfasern, die nur bei ausreichender Feuchtigkeit gewährleistet ist. Denn trockene, spröde Knorpelmasse erleidet bei zerrenden Dehnungen wie auch bei quetschenden Verdrehungen rasch kleinere und grössere Fissuren mit der Konsequenz eines Verlusts von Knorpelzellen, während umgekehrt hohe Elastizität einen guten Schutz vor solchen Abnützungs- und Verschleisserscheinungen bietet.

Ebenso gefährlich können dem Gelenkknorpel aber auch Schläge und harte Stösse werden. Solche Effekte kann jede Person über 30 an sich selbst beobachten: Wer beim Marschieren den Fuss hart auf die Ferse aufsetzt statt ihn harmonisch abzurollen, wird früher oder später ein unangenehmes Gefühl in den Kniegelenken verspüren. Denselben Effekt erlebt, wer beim Laufen oder Springen nicht genügend abfedert und wer sich beim Hinabsteigen von Treppen in seine Kniegelenke fallen lässt statt versucht, diese zu entlasten. Solche **Stösse können von den Proteoglycanen – welche hier wie winzige Bälle wirken – teilweise oder ganz abgefedert werden.**

Glucosamin wird vom Körper selbst gebildet, wobei heute noch strittig ist, wie stark diese Glucosaminbildung von den in vielen Nahrungsmitteln enthaltenen Spuren dieser Substanz beeinflusst und gefördert wird. Immerhin haben Versuche gezeigt, dass Personen, welche Glucosamin-Präparate über längere Zeit in Form von Nahrungsergänzungsmitteln zu sich nehmen, deutlich weniger anfällig für Arthrosen sind als solche, deren Nahrung arm an dieser Substanz ist. Dies ist ein deutlicher Fingerzeig dafür, **dass der menschliche Körper nicht nur in der Nahrung enthaltenes, sondern auch als Supplement zugeführtes Glucosamin für die Bildung und Regeneration seiner Gelenkknorpel zu verwerten vermag.**

Noch aussagekräftiger sind in diesem Zusammenhang Untersuchungen, die mit Arthrosepatienten durchgeführt wurden. Sie haben gezeigt, **dass Glucosamin an Arthrose leidenden Menschen helfen kann, die weitere Erosion der angegriffenen Gelenkknorpel zu stoppen oder zumindest stark zu verlangsamen.** Zudem sind – im Gegensatz zur heute noch verbreiteten Meinung, wonach verlorenes Knorpelgewebe nicht durch Zell-Neubildungen vom Körper selbst ersetzt werden könne – Fälle bekannt, in welchen Gelenkknorpel sich weitgehend zu regenerieren vermochten. Dies allerdings nur in Situationen, in welchen die Erosion noch nicht allzu weit fortgeschritten war.

Glucosamin wird heute vorwiegend aus dem Chitin von Crevettenschalen hergestellt. Diese Schalen, welche als Abfallprodukte der Crevettenfischerei und -zucht reichlich anfallen, werden zunächst einem gründlichen Reinigungsprozess unterworfen, bei dem alle Fremdstoffe herausgelöst werden. Danach wird in einem weiteren Prozess das Glucosamin aus dem Chitin extrahiert. Die Bioverfügbarkeit und Wirkung des Materials ist dabei um so besser, je feiner das Pulver mikronisiert wird.

In den letzten Jahrzehnten hat sich der Anteil des in der menschlichen Nahrung enthaltenen Glucosamins stetig zurückgebildet. Dies nicht nur als Folge des reduzierten Kalorienbedarfs einer Gesellschaft, die zur Bestreitung ihres Lebensunterhalts immer weniger auf physische Arbeit angewiesen ist, sondern auch als **Konsequenz einer affinierten Nahrung**, die immer weniger derartige Stoffe enthält. Konkret: Wurden **früher noch Fleischwaren sekundärer Qualität mit einem gewissen Anteil an Knorpelmasse verspeist,** finden sich solche mittlerweile nicht einmal mehr in manchen Tierfutter-Zubereitungen.

Chondroitinsulfat – der "Wassersammler" der Gelenkknorpel

Chondroitinsulfat – ein weiterer wichtiger Bestandteil intakten Knorpelgewebes – besteht aus einer langen Kette von Disacchariden. Diese haben zwei Eigenschaften: Einerseits bilden sie ihrer negativen, sich gegenseitig abstossenden Ladung zufolge Zwischenräume, in welchen Wasser eingelagert werden kann, und anderseits ziehen sie selbst Wasser an und speichern es in diesen Zwischenräumen. Darüber hinaus **blockiert Chondroitinsulfat Enzyme, die den Knorpelabbau fördern oder den Knorpelzellen Nahrung entziehen.** Die Wasserkammern wiederum haben – ergänzend zu den Proteoglycanen – eine dämpfende Wirkung, die nicht nur die Elastizität der Gelenke unterstützt, sondern auch Stösse, Schläge und Torsionseffekte auffängt.

Chondroitinsulfat wird aus Knorpelmasse – heute noch vorwiegend Rinder-, aber auch Fischknorpel – hergestellt. Auch diese Substanz ist in geringen Mengen in der menschlichen Nahrung enthalten. Und auch hier führte eine konsequente Affinierung und Verdichtung der industriell hergestellten oder verarbeiteten Nahrungsmittel dazu, dass sich die mit der Nahrung aufgenommenen **Mengen an bioverfügbarem Chondroitin in den letzten Jahrzehnten stetig verringert haben.** So ist namentlich Knorpelmasse, die früher fein zerrieben und für die Herstellung von Würsten, Raviolifüllungen und anderen Dauerfleischwaren verwendet wurden, praktisch vom Speiseplan verschwunden.

Ähnlich wie beim Glucosamin bezweifelte die etablierte Medizin auch beim Chondroitinsulfat während langer Zeit, ob der menschliche Körper überhaupt in der Lage sei, die

Substanz aufzunehmen und deren Komponenten zum Aufbau und zur Regeneration eigener Knorpelmasse zu nutzen. Es bedurfte denn auch **zahlreicher Untersuchungen über die Wirksamkeit von Chondroitin-Supplementen**, bis die ersten Zweifler einzusehen begannen, dass ihre publikumswirksam herausposaunte Skepsis wohl nicht ganz berechtigt war.

Diese Erkenntnisresistenz erstaunt umso mehr, als der gesundheitliche Nutzen zusätzlicher **Chondroitinaufnahme über das Tierfutter von der Veterinärmedizin schon seit längerer Zeit anerkannt wird.** Ein unglaublicher Sachverhalt: Während chondroitinhaltige Knorpelteile selbst aus der Tiernahrung mehr und mehr verbannt werden, setzt die Petfood-Industrie der Tiernahrung vermehrt Chondroitin zu, welches mit hohem Aufwand aus der Knorpelmasse von Rindern und Schweinen gewonnen wird...

Besonders interessant ist in diesem Zusammenhang auch die Feststellung, dass sich das deutsche Bundesgesundheitsamt noch 1997 zum Thema Chondroitin wie folgt vernehmen liess: **"Angesichts fehlender Nachweise zur therapeutischen Wirksamkeit in den beanspruchten Anwendungsgebieten sowie aufgrund fehlender Untersuchungen zur Unbedenklichkeit muss die Anwendung von Chondroitinsulfat abgelehnt werden."** Diese Aussage ist insofern bemerkenswert, als es dieser Behörde offenbar nicht einfiel, dass sie als Konsequenz dieser ablehnenden Aussage auch vor dem Verzehr von Rinder- und Schweineknorpel hätte abraten müssen.

Inzwischen haben jedoch die gleichen Stellen kleinlaut die Segel gestrichen. Die Behauptungen von damals wurden zwar zur Vermeidung von Glaubwürdigkeitsverlusten nicht revoziert, doch sind inzwischen Präparate mit

Chondroitinsulfat als Nahrungsergänzungsmittel stillschweigend zugelassen.

Kollagen – die "Strukturgeberin" der Gelenkknorpel

Kollagen ist ein sogenanntes Strukturprotein, welches dem Bindegewebe Struktur und Stütze verleiht. Es ist – mit einem Anteil von nahezu einem Drittel an allen Eiweissen im menschlichen Körper – das mengenmässig bedeutendste aller Proteine. Man unterscheidet derzeit zwischen rund 30 verschiedenen Typen von Kollagen, doch wird vermutet, dass es noch mehrere weitere, bislang nicht definierte Arten gibt. Jenes Kollagen, welches dem Gelenkknorpel-Gewebe zu seiner Struktur und seiner funktionalen Zähigkeit verhilft, gehört dem Typus II an, während Kollagen der Typen I und II vorwiegend in Sehnen, Haut und Bändern zum Einsatz gelangt.

Kollagen zeichnet sich – wie bereits erwähnt – durch Elastizität und Zähigkeit aus. **Kollagenstränge vermögen sehr hohem Zug und Druck standzuhalten** – Kräften somit, wie sie in normal genutzten Gelenken üblicherweise auftreten. Tatsächlich müssen manche Gelenke – so insbesondere Knie- und Fussgelenke – gewaltige Beanspruchungen auffangen, um ihre Funktion über viele Jahre hinweg einwandfrei wahrnehmen zu können. Allerdings können sie diese Leistungen nur im feuchten Zustand erbringen. Trocknen sie aus, so werden sie spröde und brüchig. Dies – und nicht etwa eine normale bis starke Beanspruchung – dürfte denn auch einen der Hauptgründe der Arthrose bilden. Denn **ein elastischer Knorpel mit feuchten Kollagensträngen erodiert in der Regel selbst bei starken Beanspruchungen nicht.**

Versprödet er dagegen, so sind Abbau und Arthrose praktisch vorprogrammiert.

Gleiches geschieht, wenn sich keine neuen Kollagenfasern bilden und bestehende nicht regenerieren können. Deshalb ist es **für die Erhaltung gesunder und funktionsfähiger Gelenkknorpel wichtig, dass dem Körper auch die zur Kollagenbildung erforderlichen Ingredienzen zugeführt werden.** Aufgrund von Erkenntnissen aus der Ernährungsphysiologie ist davon auszugehen, dass aus natürlichem Knorpelmaterial hergestelltes Kollagen-Hydrolisat die dafür erforderlichen Aufbaustoffe zu liefern vermag.

Allerdings fand diese **durch verschiedene empirische Studien erhärtete These in der etablierten Medizin kaum positiven Widerhall** – im Gegenteil: Manche Wissenschaftler zweifelten die Aussage an, andere qualifizierten sie gar als völligen Humbug. Hauptaussage der Kontestatäre: Der menschliche Stoffwechsel sei viel zu komplex, als dass einfach angenommen werden könne, dass über die Nahrung aufgenommenes Kollagen seinen Weg in die Gelenkknorpel finde. Die These über die günstigen Wirkungen von Kollagen als Nahrungsergänzungsmittel sei deshalb völlig falsch.

Diese These fand eine weitere Resonanz in verschiedenen behördlichen Stellungnahmen und Gutachten. So beispielsweise in einem Statement des **Bundesinstituts für gesundheitlichen Verbraucherschutz und Veterinärmedizin** mit den Worten: "Es ist physiologisch nicht möglich, ein bestimmtes Körperorgan oder -gewebe gezielt mit einem bestimmten Nährstoff zu versorgen, weil die Zufuhr von Nährstoffen über das Blut zu den Organen und Geweben eine ubiquitäre ist oder – wie im Fall der Aminosäuren – der

Steuerung durch die Leber unterliegt. **Es kann demnach keine Gelenk-Eiweissnahrung geben.**" Und unter Berufung auf eine Beurteilung durch das deutsche Bundesgesundheitsamt schrieb die Chemische Landesuntersuchungsanstalt Karlsruhe: **"Die Synthese von Knorpel und Gelenkschmiere kann ernährungsphysiologisch nicht durch die Zufuhr von Gelatine beeinflusst werden."**

Inzwischen liefern jedoch verschiedene Untersuchungen wichtige Indizien dafür, **dass über den Magen-Darm-Trakt aufgenommenes Kollagen durchaus die Regenerationsfähigkeit von Gelenkknorpeln positiv zu beeinflussen vermag.** Dies heisst zwar nicht, dass sich dieser Prozess linear bzw. analog vollzieht, wohl aber, dass ein direkter Zusammenhang bestehen muss. Da nun die enzymatischen und metabolischen Prozesse, die dabei eine Rolle spielen, bislang nur teilweise erforscht sind, bleiben die Einzelheiten und Mechanismen des Vorgangs vorderhand im Dunkeln. Aufgrund der gleichen Forschungslücken können anderseits aber auch die Wirkungszusammenhänge keinesfalls derart in Abrede gestellt werden, wie das die obgenannten Institutionen taten.

Dies umso weniger, als nicht nur Anwendungsbeobachtungen einen Zusammenhang zwischen Kollagen-Supplementation und Knorpel-Restitution erkennen lassen, sondern auch die **Applikation von hochreinem, gefriergetrockneten Kollagen in der Wundbehandlung zeigt, dass sich der Stoff mit dem Stütz- bzw. Bindewebe verbindet und so die Gewebsneubildung fördern kann.** Im Übrigen sei daran erinnert, dass analoge Behauptungen über die Unwirksamkeit supplementierter Aufbaustoffe schon im Zusammenhang mit Kalzium als Schutzstoff gegen Osteoporose und mit den beiden Knorpel-Aufbaustoffen Glucosamin und Chondroitin zur Förderung der Knorpelgewebs-Erneuerung aufgestellt wurden – und inzwischen in aller Stille wieder zurückgenommen werden mussten.

Übrigens gibt es nach bisherigen Erkenntnissen orthomolekulare Substanzen, die die Entstehung neuer und die Regeneration bestehender Knorpelzellen fördern wie auch der Entstehung von Fehlbildungen entgegenwirken können. Es sind dies namentlich die Aminosäuren L-Lysin und L-Prolin, die ihrerseits Bestandteile des Kollagens bilden und welch erstere zur Straffung des Bindegewebes beiträgt. Und es ist das **Vitamin C, welchem beim Aufbau der Kollagenmoleküle eine Art Katalysatorwirkung zukommt.** Bei einer Unterversorgung des Körpers mit Vitamin C werden schadhafte Kollagenmoleküle gebildet, welche ihre strukturbildende und straffende Funktion nicht wahrzunehmen vermögen. Sichtbar werden solche Defizite am augenfälligsten bei der Ascorbinsäure-Mangelkrankheit Skorbut.

Wasser hält die Gelenkknorpel geschmeidig und funktionsfähig

Menschen können zwar 30 bis 50 Tage ohne feste Nahrung auskommen, aber nur etwa 5 bis 7 Tage ohne Wasser. Dieser Sachverhalt hätte eigentlich die Wissenschaft schon längst darauf bringen müssen, dass **die herkömmliche Lehre über die Funktion des Wassers im menschlichen Körper nicht stimmen kann.** Dennoch hält sich weiter hartnäckig die Lehrmeinung, dass dieser Stoff in dem zu 75% aus Wasser bestehenden menschlichen Körper im Überfluss vorhanden sei und dass dieses Wasser ausser seiner Funktion als Löse-, Transport- und Füllmittel keine weitere physiologische Aufgabe zu erfüllen habe.

Dieses Paradigma wurde vom iranischen Arzt und Forscher Dr. Faridun Batmanghelidj gründlich in Frage gestellt. Dieser fand – wie übrigens schon unzählige Personen vor ihm – heraus, dass **manche Befindlichkeitsstörungen und Krankheiten durch die Einnahme von Wasser beseitigt werden können.** Im Unterschied zu jenen gab sich Batmanghelidj jedoch nicht mit dieser Beobachtung zufrieden, sondern suchte intensiv nach Zusammenhängen und Erklärungen.

Dabei stiess er auf eine ganze Reihe von Erkenntnissen, die sich wie eine Indizienkette aneinander reihen und zeigen, dass viele Krankheiten, die von der Schulmedizin lediglich symptomatisch behandelt werden, von einer zu geringen Wasseraufnahme begünstigt oder gar verursacht werden. Und er fand heraus, **dass Dehydration bzw. Austrocknung ein sehr verbreitetes Leiden ist, welches in den wenigsten Fällen richtig diagnostiziert wird und auf dessen Folgeerscheinungen die etablierte Medizin meist nicht mit der Empfehlung** zur Aufnahme grösserer Wassermengen, sondern mit Medikamenten aller Art reagiert.

Zu den Krankheiten, die durch Wassermangel begünstigt oder gar ausgelöst werden, zählen auch Arthritis und Arthrose. Dass Gelenkknorpel durch eine Dehydration verspröden und danach unter Belastung allmählich zerfallen, haben wir schon an anderer Stelle ausführlich dargelegt. Erstaunlich aber ist, dass auch die durch chronische Entzündungen geprägte Arthritis mit einer ungenügenden Wasseraufnahme in Zusammenhang stehen und mittels eines ausreichenden Wasserkonsums gelindert werden kann. Tatsächlich hat Bathmangelidj bei der Behandlung von Patienten festgestellt, dass hier ein unmittelbarer oder mittelbarer Zusammenhang besteht. Zwar sind Aussagen über die Wirkungsweise noch reichlich spekulativ, doch **könnte der Zusammenhang darin bestehen, dass auch das Immunsystem durch Wassermangel aus dem Tritt gerät.** Korrelationen von Wasserhaushalt und Immunsystem bei bestimmten Infektionskrankheiten sprechen jedenfalls für diese These.

Wo aber liegen die Ursachen dafür, dass Wassermangel zu einem derart gravierenden – und offensichtlich massiv unterschätzten – Problem geworden ist? Eine wesentliche Ursache des chronischen Wassermangels, an dem heute grosse Teile der Bevölkerung in mehr oder minder ausgeprägtem Masse leiden, dürfte anthropologischer Natur sein: Während der Mensch von der Natur für Leistungen ausgestattet worden ist, die er zur Erhaltung seiner Existenz gleichsam "im Schweisse seines Angesichts" erbringen musste, sitzt er heute in zentralgeheizten Räumen bewegungsarm vor seinem Computer. Was konkret bedeutet, **dass das Durstgefühl, das sich beim schwer arbeitenden Menschen nach einem Wasserverlust durch Ausdünstung und starke Atmung meldete, beim "Sitzarbeiter" modernen Zuschnitts ausbleibt.**

Dies heisst nichts anderes, als dass sich der Mensch von heute nicht mehr auf sein angeborenes Durstgefühl verlassen kann, um zu einer ausreichenden Wasserversorgung zu gelangen, sondern dass er ganz bewusst und aus Vernunftgründen trinken muss, um der Dehydration mit all ihren negativen Folgeerscheinungen vorzubeugen. Und es bedeutet auch, dass die **Convenience-, Kult- und Modegetränke, die heute das Trinkverhalten prägen, zu einem grossen Teil nicht zu einer Verbesserung des Wasserhaushalts beitragen, sondern kontraproduktiv wirken.**

Anderseits gilt nach wie vor das Durstgefühl als Zeichen dafür, dass der Mensch mehr Wasser benötigt – und wo es ausbleibt, denken heute erst wenige Menschen daran, dass sie aus gesundheitlichen Gründen Wasser trinken müssten. Selbst die klassische Medizin geht nach wie vor davon aus, dass das Durstgefühl bzw. der "trockene Mund" ein ausreichender Indikator für einen Wasserbedarf und ein genügender Motivator für den Menschen sei, diesen zu decken. **So kommt es denn, dass diese Medizin nicht nur die Bedeutung einer konsequenten und kontinuierlichen Versorgung des Körpers mit Wasser verkennt, sondern zugleich mit manchen ihrer Empfehlungen einer gefährlichen Dehydration Vorschub leistet.**

Wer also **seinen Gelenken etwas Gutes tun und sie vor Schaden bewahren will** oder wer bereits von Gelenkbeschwerden geplagt wird, **tut gut daran, auf seinen Wasserhaushalt zu achten und ausreichend Wasser zu sich zu nehmen** – und zwar nicht in Form von Kaffee, Tee, Säften, süssen Limonaden, Wein und Bier, sondern als Trink- oder Mineralwasser, letzteres vorzugsweise ohne Kohlensäure-Zusatz.

Auch der Wissenschaftsbetrieb produziert bisweilen Fakes:

Chondroitinsulfat im Visier der Pseudowissenschaft

Wie manche anderen der Gesundheit dienenden Naturprodukte und Nahrungsergänzungsmittel ist auch Chondroitinsulfat in den Fokus von Wissenschaftlern geraten, die es sich zur Aufgabe machen, bereits bestehende Studien auszuwerten, um sich gleichsam zum Nulltarif als Autoren wissenschaftlicher Publikationen profilieren zu können. Leider werden jedoch solche "Sekundärstudien" sehr häufig nicht nur äusserst schludrig, sondern zugleich nach völlig unwissenschaftlichen Kriterien erstellt. So auch eine "Untersuchung" über die analgetischen Wirkungen von Chondroitinsulfat, welche nicht nur den Tatbestand groben Unfugs erfüllt, sondern zugleich die Basis für eine Irreführung eines medizinisch oder durch persönliche Betroffenheit interessierten Publikums lieferte.

Vor einigen Jahren sind unterbeschäftigte Wissenschaftler auf eine neue Masche verfallen: **die Erarbeitung neuer Studien auf der Grundlage eines Sammelsuriums früherer Studien zu einer bestimmten Sachfrage.** Das Vorgehen: Man wähle aus einem mit möglichst zahlreichen Studien belegten Fachgebiet willkürlich eine gewisse Anzahl solcher Untersuchungen aus, überprüfe deren Resultate nach selbst gewählten, möglichst linearen Kriterien und ziehe daraus Schlüsse, die einer etablierten oder sich etablierenden Meinung widersprechen. Der Vorteil solcher Vorgehensweisen liegt auf der Hand:

Die multiplen Verlockungen des "Studien-Recyclings"

1. Durch den Verzicht auf eigene Forschungs- bzw. Untersuchungstätigkeit eines wissenschaftlichen Standings **entstehen den Autoren kaum relevante Kosten** (zumal ja in der Regel auf honorarpflichtige Downloads ohnehin verzichtet wird).

2. Da Wissenschaftler ihren Stellenwert an der Zahl von Publikationen in einschlägigen Fachorganen messen, bietet sich hier die **verlockende Chance eines Upgradings gleichsam zum "Nulltarif"**.

3. Wenn mit den Schlüssen, die aus der Analyse gezogen werden, **gängigen Lehrmeinungen oder in Konsolidierung begriffenen Auffassungen widersprochen** werden kann, so ist dies meist mit einem höheren Beachtungsgrad der jeweiligen Publikation und ihrer Autoren verbunden.

Leider ist jedoch dieses "Studien-Recycling" – so einleuchtend die Grundidee und die Vorgehensweise auf den ersten Blick erscheinen mögen – in der Regel von äusserst zweifelhafter Qualität und zugleich von stupender Unwissenschaftlichkeit geprägt. Denn erfahrungsgemäss werden die in solche Studien einbezogenen Untersuchungen lediglich nach deren Ergebnissen beurteilt – **ohne die kritische Distanz und die Skepsis, wie sie für den Anspruch der Wissenschaftlichkeit ausschlaggebend sind**. Konkret kranken solche "Studien der Studien" zumeist an drei entscheidenden Fehlleistungen:

Fehlleistungen sind vorprogrammiert!

1. Jede Untersuchung hat ihre eigene Philosophie, ihre Ausgangsthesen oder Fragestellungen und ihr spezifisches Untersuchungsdispositiv mit entsprechenden Parametern. Ein solches Dispositiv besteht aus einer Vielzahl von Bezugsgrössen und Korrelationen, die umgekehrt auch bei der Wertung der Resultate zu berücksichtigen sind. **Es dürfte sich in den meisten Fällen als Ding der Unmöglichkeit erweisen, all diese Parameter über einen Leisten zu schlagen** und so zu einer Homologierung zu gelangen. Diese würde jedoch die zwingende Voraussetzung dafür bilden, dass einer solch übergeordneten Analyse wissenschaftliche Qualität zuerkannt werden kann.

2. Eine Studie über vorangegangene Untersuchungen müsste zunächst definieren, unter welchen Voraussetzungen zu aussagekräftigen Schlüssen über die zu klärenden Fragen zu gelangen ist. Was bedeutet, dass **klar gesagt werden müsste, was eigentlich untersucht werden soll** und welches die dazu erforderlichen wissenschaftlichen Kriterien sind. Damit hätte man zugleich ein Anforderungs- und Qualitätsprofil, welchem die Untersuchungen entsprechen müssen, um für die geplante Auswertung in Betracht gezogen zu werden.

3. Schliesslich müsste **einer Studien-Auswertung eine umfassende Literaturrecherche vorausgehen**, deren Ergebnisse als repräsentativ für den "state of the art" – d.h. für den aktuellen Stand des Wissens – gelten dürfen. Denn nur aufbauend auf einer entsprechenden Wissensgrundlage sind die mit der selbst gestellten Aufgabe befassten Wissenschaftler überhaupt in der

Lage, Aussagen zu treffen, die einem wissenschaftlichen Niveau entsprechen.

Abschreckende Beispiele zuhauf – auch über Chondroitinsulfat

Was geschieht, wenn diesen Kriterien keine Beachtung geschenkt wird, möge das folgende Beispiel zeigen: Da wurde eine klinische Untersuchung durchgeführt, als deren Grundlage die werblichen Aussagen des Anbieters eines Präparats mit pharmakologischen Wirkstoffen diente. Die Aussagen waren total unwissenschaftlich, die behauptete gesundheitliche Wirkung massiv überzogen. Folgerichtig **erbrachte die Untersuchung denn auch den Beweis dafür, dass die Werbeaussagen nicht zutrafen**. Wie aber interpretierten die Autoren der Untersuchung die von ihnen ermittelten Resultate? Schlichtweg verstiegen sie sich zur **Behauptung, das Präparat per se sei wirkungs- und nutzlos!** Ihre Schlussfolgerungen waren damit um kein Jota seriöser als jene des unreell argumentierenden Anbieters.

Hätten sich die Autoren zuvor mit der Substanz und deren Wirkungen auseinandergesetzt, hätte ihnen die Fragwürdigkeit ihres Unterfangens zwingend auffallen müssen. So aber nahmen sie ihre eigenen Fehlschlüsse für bare Münze und trugen **mit ihrer Publikation zur Diskreditierung einer bei vorschriftsgemässem Gebrauch durchaus wirkungsvollen und zugleich nebenwirkungsarmen Substanz bei.** In der Folge gelangte die Untersuchung zusammen mit weiteren Studien von ähnlicher wissenschaftlicher Defizienz in den Kratten eines Teams von Studienauswertern, die ebenfalls zu einem vernichtenden Resultat über die Wirksamkeit der von ihnen "untersuchten" Substanz gelangten – und damit in völlig fahrlässiger (oder auch bewusst betriebener) Art zur weiteren Diskreditierung entsprechender Präparate beitrugen.

Dies ist denn auch der Grund, weshalb solche "Untersuchungen aus zweiter Hand" sehr häufig das Papier nicht wert sind, auf dem sie gedruckt wurden. Exakt diese zweifelhafte Qualität kommt auch einer Studie zu, mit der anno 2007 in marktschreierischer Art und Weise die **Wirksamkeit von Chondroitinsulfat für die Behandlung von Osteoarthritis bzw. Arthrose negiert wurde.**

Eine haarsträubende Formulierung des Untersuchungsziels...

Die Autoren gingen dabei nach dem bekannten Muster vor. Als Anlass und zugleich als "Hintergrund-Information" genügte ihnen die Feststellung, dass verschiedene Studien der Nahrungskomponente Chondroitinsulfat eine signifikante Wirkung bei Arthrose-Patienten attestierten, während diese Effekte von anderen Studien nicht bestätigt wurden. Als "Purpose" (Zweck) nannten sie dabei das folgende Untersuchungsziel: "To determine the effects of chondroitin on pain in patients with osteoarthritis". Oder zu Deutsch: Es sollte anhand von Auswertungen von Fremdstudien geprüft werden, welche Wirkung Chondroitin auf die (Glieder)-Schmerzen von Patienten mit Arthrose haben.

Das ist – mit Verlaub – absoluter Schwachsinn. Denn Chondroitinsulfat wurde von seriösen Stellen kaum je als Mittel zur Bekämpfung von Arthrose-Schmerzen bezeichnet. Vielmehr fällt dem Chondroitin die Aufgabe zu, die Knorpelmasse für die Aufnahme von Wasser zu konditionieren. Knorpelgewebe benötigt Wasser zur Erreichung seiner Elastizität. Knorpel, der kein Wasser mehr aufnehmen kann, versprödet und kann dadurch seine Funktion nicht mehr erfüllen. Als Folge dieser Versprödung wird die Beweglichkeit des Gelenks immer stärker eingeschränkt; zugleich bauen sich die Gelenkknorpel weitaus rascher ab als bei ausreichender Elastizität.

Ein höherer Wassergehalt vermag die Schmerzen dagegen nur marginal zu beeinflussen. Denn Chondroitin hat keinerlei analgetische Wirkungen und vermag auch die Hauptursache der arthrotischen Schmerzen – die Erosion der Gelenkknorpel, die dadurch verursachte Fehlstellung der Gelenke und das Einwachsen von Nervenenden – nicht zu beheben. Deshalb **bietet auch kein seriöser Hersteller oder Vertreiber von Chondroitinsulfat diesen Stoff als Mittel zur Schmerzlinderung an.**

...gepaart mit einem dürftigen Wissensstand...

Eine simple Literaturrecherche hätte die Forscher zweifellos vor dem Fehler bewahrt, einen solchen Humbug zum Gegenstand einer Untersuchung zu machen. Mindestens ebenso gravierend ist aber **ein zweiter Fehler, der den Autoren schon bei der Definition des Untersuchungsgegenstands unterlief.** So leiteten sie ihre Studie ein mit den Worten: "Pharmacologic therapy for osteoarthritis consists mainly of analgesics and nonsteroidal antiinflammatory drugs."

Will heissen: Die medikamentöse Therapie bei Arthrose besteht meist in nichtsteroidalen, entzündungshemmenden Schmerzmitteln. Dies lässt erkennen, dass sie – **in gänzlicher Verkennung der geltenden Krankheitslehre** – Arthrose und rheumatoide Arthritis in ein und denselben Topf warfen oder gar miteinander verwechselten! Dabei unterscheiden sich die beiden Leiden fundamental: Arthrose entsteht durch eine Unterversorgung der Gelenkknorpel mit den nötigen orthomolekularen Stoffen, meist verbunden mit einer Überbelastung der Gelenke durch Übergewicht oder häufige bzw. fortgesetzte Übernutzung.

Rheumatoide Arthritis oder Polyarthritis dagegen ist ein entzündlicher Prozess, der in der Regel durch ein Immunsystem ausgelöst wird, welches durch eine Fehlorientierung körpereigenes Gewebe angreift. **In allen ernst zu nehmenden Publikationen über die Wirkung von Chondroitinsulfat steht zu lesen, dass diese Substanz keine Hilfe gegen rheumatoide Arthritis bietet.** Dies, weil der Substanz nicht nur keine analgetischen, sondern auch keine antipyretischen (d.h. Entzündungen lindernden und hemmenden) Eigenschaften zukommen. Eine Verschreibung von Chondroitinsulfat-Präparaten im Falle von rheumatoider Arthritis ohne Verdacht auf eine parallel dazu verlaufende Arthrose **verstösst somit gegen die ärztliche Kunst.**

...und Unwissen über die ergänzende Wirkung von Glucosamin...

Nicht genug damit, **unterlief den Autoren der Studie noch ein dritter fundamentaler Fehler**, dem sie wohl kaum erlegen wären, wenn sie ihrer Studie nach wissenschaftlicher Manier eine umfassende Recherche und ein stringentes Untersuchungskonzept zugrunde gelegt hätten. Denn: Chondroitinsulfat bildet lediglich eine von zwei Komponenten eines umsichtigen therapeutischen Konzepts auf Nahrungsergänzungsmittelbasis für den Kampf gegen die Arthrose. Die andere, ergänzende Substanz heisst Glucosamin; sie bildet einen wichtigen Bestandteil der Knorpelmasse. Erhält der menschliche Körper nicht genügend

Glucosamin, so kann er keine neuen Knorpelzellen bilden und damit die Erosion seiner Gelenkknorpel nicht aufhalten – geschweige denn bereits erodiertes Knorpelmaterial durch neues ersetzen.

Glucosamin und Chondroitinsulfat werden deshalb – sowohl präventiv wie auch therapeutisch – stets im Duett eingesetzt: Die eine Substanz dient dazu, den weiteren Verlust von Knorpelsubstanz aufzuhalten und – im günstigsten Fall – verloren gegangenes Gewebe teilweise zu ersetzen. Und umgekehrt vermag die zweite Substanz im Tandem die Elastizität so zu fördern und ggf. auch wiederherzustellen, dass die Funktionalität der Gelenkknorpel erhalten bleibt und einer weiteren Versprödung – durch die der Erosionsprozess beschleunigt wird – Einhalt geboten wird.

Mindestens ebenso schwer wiegt schliesslich noch ein weiteres Versäumnis, welches den Autoren anzulasten ist: Hätten sie sich bloss mit den wichtigsten Aspekten des Stoffs, dessen Wirkung auf Schmerzen sie untersuchen wollten, auseinandergesetzt, so hätte ihnen zwingend auffallen müssen, dass es sich **um einen orthomolekularen Aufbaustoff in der Form eines Nahrungssupplements handelt.** Und umgekehrt hätten sie konstatieren müssen, dass die von ihnen ausgewählten Studien primär nach pharmakologischen Kriterien durchgeführt wurden. Wenn jedoch Nahrungs- und Nahrungsergänzungsmittel auf deren Wirksamkeit getestet werden, so bedarf dies weitaus längerer Anwendungs- und Beobachtungszeiten, als sie für klassische Medikamente gelten. Und wenn diese in einen Vergleich zu Pharmazeutika eingebracht werden, so muss ausserdem beachtet werden, dass es dazu möglicherweise weitaus höherer Dosierungen bedarf als bei den Medikamenten, damit von einem annehmbaren Wirkungs-Aequivalent ausgegangen werden kann.

Spätestens in dieser Phase wäre offensichtlich geworden, **dass eine auf das subjektive Schmerzempfinden abstellende Untersuchung der analgetischen Wirkung ein völlig untaugliches Mittel darstellt, um die Wirkung einer sanften, nachhaltig wirkenden Substanz auf Arthrosen auszutesten.** Hiezu hätte es vielmehr objektiver Parameter und Analysemethoden bedurft, um zu tauglichen Aussagen zu gelangen. Dies allein schon aufgrund des in einschlägigen Wissenschaftskreisen weit herum bekannten Sachverhalts, dass sich persistierende Schmerzempfindungen, wie sie für Arthrosen typisch sind, manchmal zu Phantom-Wahrnehmungen auswachsen können, die selbst nach einer Wiederherstellung nicht gleich verschwinden.

...führen zu einer Desinformation von Publikum und Fachwelt.

Alles in allem eine Fehlleistung par excellence und ein schamloser Etikettenschwindel obendrein. Denn die Autoren der Studien reklamieren für sich einen wissenschaftlichen Status, der hier nicht einmal in Ansätzen erfüllt wird. Dieser Sachverhalt macht das Werk nicht nur zur Makulatur, sondern erfüllt – nachdem dafür wissenschaftliches Niveau reklamiert wird – zugleich den **Tatbestand der Irreführung.**

Dies zumindest in der nachgelagerten Phase, in der die "Studie" als Basis für ein Pressecommuniqué genutzt wurde, dessen Aussage noch weit über das erreichte Resultat hinausgeht und nicht bloss die ermittelte Untauglichkeit von Chondroitinsulfat als Analgetikum postuliert, sondern der Substanz absolute Unwirksamkeit unterstellt. **Auf diese**

Pressemittelung fiel selbst ein so renommiertes Blatt wie die Neue Zürcher Zeitung herein, welche den ihr zugespielten Beitrag abdruckte und mit dem Titel "Wirkungsloses Arthrosemittel" sowie dem Untertitel "Weiterer Dämpfer für Chondroitin" versah.

Das Vorgehen wirft die Frage auf, **ob hier letztlich nicht bewusst das Ziel verfolgt wurde, ein Naturprodukt mit ausgewiesenem Nutzen zu demontieren.** Ein Indiz dafür findet sich in der Studie mit dem Hinweis "None of the authors is affiliated with or funded by any manufacturer of a chondroitin agent" (oder zu Deutsch: Keiner der Autoren ist mit einem Hersteller von Chondroitinsulfat verbunden oder wurde von einem solchen finanziert) – was angesichts des Vorgehens und des präsentierten Resultats wohl nicht speziell betont werden muss. Aber die bewusst oder unbewusst angelegte falsche Fährte mag eventuell ein unfreiwilliger Fingerzeig dafür sein, dass die Studie auf Anregung anderer Kreise zustande gekommen sein könnte, welchen der empirisch dokumentierte Erfolg von Nahrungsergänzungsmitteln zur Prävention und Bekämpfung von Arthrose durchaus ein Dorn im Auge sein müsste...

Strategien gegen chronische Gelenksentzündungen

Nahrungsergänzungsmittel gegen Arthritis

Bei der durch chronische Entzündungen und Schmerzen in den Gelenken geprägten Arthritis handelt es sich – anders als bei der die Knorpelmasse schädigenden Arthrose – vorwiegend um eine Autoimmunerkrankung, bei der ein fehlgeleitetes körpereigenes Abwehrsystem gesundes Gewebe statt Krankheitserreger angreift. Im Gegensatz zu den konventionellen medizinischen Strategien, die häufig auf eine Schwächung des Immunsystems abzielen, ist die Lösung des Problems in einer besseren Balance desselben zu suchen. Dabei kann auf zwei natürliche Substanzen zurückgegriffen werden, die einzeln oder in sinnvoller Kombination solch positive Effekte auslösen können: **Colostrum und Melatonin.**

Obwohl Arthritis wie auch deren Unterformen Polyarthritis und rheumatische Arthritis sich in der Schmerzwahrnehmung nur wenig von Arthrose unterscheiden, handelt es sich doch um **grundverschiedene Krankheits- und Leidensformen.** Arthrose bezeichnet eine Versprödung und einen krankhaften Abbau der Gelenkknorpel – ein Prozess, der im Anfangsstadium in der Regel unbemerkt verläuft. Arthritis dagegen ist eine Störung, die die Gelenke und das umgebende Gewebe befällt und mit mehr oder weniger starken und schmerzhaften Entzündungen einhergeht.

Arthrose galt bislang als alters- oder belastungsbedingte Abnützungskrankheit. Tatsächlich dürfte es sich jedoch – wie in diesem Buch erstmals in dieser Konsequenz dargelegt und begründet – um eine Mangelkrankheit handeln, die durch eine Unterversorgung des Körpers mit Knorpelbaustoffen und

Wasser ausgelöst oder zumindest begünstigt wird. Demgegenüber gilt Arthritis als Autoimmunerkrankung. **Autoimmunkrankheiten sind Störungen, bei welchen das Immunsystem durch eine Fehlwahrnehmung oder Fehlsteuerung körpereigenes Gewebe angreift.** Dadurch kommt es zu den erwähnten Entzündungen und zu einer allmählichen Zerstörung der angegriffenen Gewebeteile.

Ob es sich bei einem Gelenkleiden um eine Arthrose oder um eine Arthritis handelt, lässt sich durch eine relativ einfache Selbstdiagnose feststellen: Ein Druck mit dem Finger auf die betroffenen Gelenkregionen und Gewebsareale löst bei Arthritis eine starke Schmerzempfindung aus, während diese bei einer Arthrose ausbleibt. **Recht häufig sind jedoch beide Krankheiten miteinander assoziiert**, was konkret bedeutet, dass Massnahmen zu deren Bekämpfung auf beide Krankheitsbilder ausgerichtet werden müssen.

Bei Arthrose ist auf eine ausreichende Versorgung des Organismus' mit Wasser und mit orthomolekularen Stoffen zu achten, die dem Aufbau, dem Schutz und der Regeneration der Knorpelmasse dienen. Was aber ist zu tun, um die Entzündungen zu bekämpfen, die auf ein irregeleitetes Immunsystem zurückzuführen sind? Hier **muss es das Ziel der therapeutischen Massnahmen sein, das Immunsystem wieder ins Gleichgewicht zu bringen.** Es geht hier somit – im Gegensatz zu den häufig praktizierten, auf eine Dämpfung der Immunreaktionen ausgerichteten Massnahmen – nicht um eine gezielte Schwächung des Immunsystems, sondern vielmehr um die **Wiederherstellung der immunologischen Balance.**

Dafür empfiehlt sich im Bereich der Naturmedizin eine Doppelstrategie, die letztlich ebenso effizient sein dürfte wie eine pharmazeutische Medikation, im Gegensatz zu jener jedoch kaum mit unerwünschten Nebenwirkungen belastet ist. Sie basiert auf der umsichtigen Anwendung und **Kombination der beiden Nahrungsergänzungsmittel Colostrum und Melatonin.** Im Einzelnen:

Kolostralmilch bringt das Immunsystem ins Gleichgewicht...

Die Muttermilch – fachsprachlich Colostrum, Kolostral-, Vor- oder Erstmilch genannt – enthält wertvolle Immunglobuline und weitere Substanzen, die das Immunsystem stärken. Aufgrund dieser Erkenntnis **beginnt sich die These wieder Bahn zu brechen, wonach das Säugen von Babies in jedem Falle dem bequemeren Aufziehen mit der Flasche der Vorzug zu geben sei.** Für starke Impulse in diese Richtung sorgte vor Jahren die Kontroverse über den Sinn von Flaschenmilch für Säuglinge in den Ländern des afrikanischen Kontinents. Das damals schwer kritisierte, für die Herstellung von Babymilch angebotene Pulver war qualitativ und bakteriologisch einwandfrei. Tatsache war jedoch, dass ein Anmischen des Babymilchpulvers mit verunreinigtem Wasser die Überlebenschancen der mit der Flasche ernährten Säuglinge schmälerte.

Mindestens ebenso wichtig war aber auch der Umstand, dass die künstliche Muttermilch weitaus weniger Schutzstoffe enthielt als die natürliche – ein Aspekt, der im Rahmen der damaligen Kontroverse selbst in der Fachpresse kaum Erwähnung fand. Denn während langer Zeit glaubte man, dass die Muttermilch nichts anderes sei als eine besonders leicht resorbierbare Form hochkonzentrierter, vitaler Nährstoffe. Davon leitete sich auch der Glaube ab, dass man mit analogen Inhaltsstoffen eine gleichwertige Ersatznahrung auf künstlicher Basis produzieren könne. Erst viel später kam man dahinter, **dass natürliche Muttermilch eine Menge wichtiger Immunglobuline beinhaltet, die für die Gesundheit und die günstige Entwicklung eines Kleinkinds von allergrösster Bedeutung sind.**

Neben den Immunglobulinen enthält die Muttermilch eine ganze Reihe weiterer, noch nicht bis in alle ihre Einzelheiten und effektiven Wirkungszusammenhänge erforschte Substanzen, die offenbar nicht nur das Immunsystem per se stärken, sondern auch dessen Steuerungsmechanismen und Reagibilität optimieren. Dies bedeutet konkret, **dass das gesamte immunologische System unter dem Einfluss dieser Wirkstoffe weitaus effizienter reagiert:** Die eingedrungenen Schädlinge werden nicht nur bedeutend rascher und präziser identifiziert; auch die zu ihrer Abwehr benötigten Kräfte werden schneller bereitgestellt und die Wirksamkeit ihres Einsatzes wird nachhaltig gesteigert.

Eine allgemein noch völlig ignorierte Bedeutung dürfte in diesem Zusammenhang dem Phänomen der Schwingungen zufallen, zu dessen Verständnis die moderne Quantenphysik den Weg geebnet hat. Bekanntlich geht die Quantenphysik von der Erkenntnis aus, dass Elektronen sowohl Materie wie auch Schwingung sein können – oder beides zusammen. Woraus sich der Schluss ergibt, **dass praktisch jede Substanz zugleich auch Informationsträger sein kann.** Und was wiederum bedeutet, dass im Falle der Muttermilch die darin enthaltenen – und demzufolge auch isolier- und synthetisierbaren – Inhalts- und Wirkstoffe das eine, die mitgehende Information bei Originalpräparaten jedoch das andere sind. **Erhält nun das Baby mit der im Labor angemischten Mutter-Ersatzmilch zwar alle für den Aufbau** des Immunsystems erforderlichen Baustoffe, so fehlen ihm doch die für deren optimale Nutzung erforderlichen Informationen und Baupläne.

... und wirkt dadurch Autoimmunkrankheiten entgegen.

Sehr wesentlich ist die höhere und differenziertere Reagibilität des Immunsystems nicht nur bei der Abwehr schädlicher Stoffe und Organismen aller Art, sondern auch bei der **Vermeidung von Autoimmunkrankheiten**: Dadurch, dass die Effizienz und Präzision des gesamten Systems erhöht und verbessert wird, verkleinert sich auch das Risiko, dass dieses bestimmte Zellen und Organe fälschlich als körperfremd identifiziert und gezielt bekämpft – so, wie dies bei der gefürchteten Arthritis der Fall ist.

Tatsächlich kann diese oft nicht nur chronisch, sondern bisweilen auch sehr aggressiv auftretende **Autoimmunkrankheit durch die regulierende Wirkung von Kolostralmilch auf das Immunsystem gemildert werden**. Insbesondere bei der juvenilen Form dieser Krankheit konnte mit der zusätzlichen Gabe von Colostrum-Präparaten bewirkt werden, dass die Patienten auf die Medikation mit hormonalen oder immunosuppressiven Heilmitteln besser oder überhaupt erst ansprachen.

Diese Eigenschaften – und das ist das eigentlich Faszinierende am Colostrum – **wirken nicht nur artspezifisch, sondern können über die Artenschranke hinweg genutzt werden**. Und sie bleiben in ihrer Wirkung auch nicht auf Neugeborene beschränkt, sondern können im Humanbereich **auch bei Erwachsenen und älteren Leuten zur Wirkung gebracht werden**. Was konkret bedeutet, dass die Kolostralmilch der

Kuh auch den im Kindes-, Erwerbs- oder Seniorenalter stehenden Menschen vielfältigen Nutzen zu bringen vermag.

Die Wirksamkeit von Colostrum-Präparaten hängt jedoch in wesentlichem Masse von zwei Faktoren ab – nämlich der Methode ihrer Verarbeitung wie auch der Qualität des Rohstoffs. Letztere wird vor allem bestimmt durch die Zeitspanne, die zwischen dem Kalben der Kuh und der Gewinnung der Kolostralmilch verstreicht. Denn die **immunisierende Wirkung des Colostrums ist in den ersten 24 Stunden nach der Geburt am intensivsten**; danach nimmt sie kontinuierlich ab.

Bovines – d.h. von Kühen gewonnenes – Colostrum ist in der Regel in überschüssigen Quantitäten vorhanden, die den unmittelbaren Bedarf der Kälber übersteigen. Deshalb kann ein Teil dieser Vormilch zum menschlichen oder tierischen Verbrauch abgezweigt werden, ohne dass die Versorgung und die Entwicklungschancen der Kälber dadurch geschmälert werden. **Wichtig ist jedoch, dass dieser wertvolle Rohstoff nicht aus diffusen Quellen kommt, sondern ausschliesslich von gesunden, veterinärmedizinisch kontrollierten Kühen gewonnen wird.**

Zu Nahrungsergänzungsmitteln verarbeitete Colostrum-Qualitäten bovinen Ursprungs, die innerhalb von 24 Stunden nach dem Kalben der Kuh gemolken werden, weisen demzufolge den höchsten Gehalt an Immunglobulinen und anderen das Immunsystem günstig beeinflussenden Substanzen und Informationen auf. Auch später entnommene Milch gilt zwar deklarationsmässig immer noch als Vor- oder Kolostralmilch, doch erreicht deren Qualität nur noch einen Bruchteil der ersteren. **Beim Kauf von Colostrum-Produkten ist deshalb auf eine Entnahme-Deklaration zu achten**, die auf eine Gewinnung des Rohstoffs innerhalb der besagten ersten 24 Stunden hinweist.

Die Wirksamkeit der Supplementation von Colostrum wird jedoch nicht nur durch die Qualität der Rohstoffe und ihrer schonenden Verarbeitung, sondern auch durch Stoffe bestimmt, die zusammen mit dem Colostrum-Präparat aufgenommen werden: **Vitamin C zum Beispiel fördert die Aufnahme und Verarbeitung des Colostrums, während umgekehrt Rauchen, Alkoholkonsum und Stress dessen Wirksamkeit beeinträchtigen.**

Melatonin ist nicht bloss ein "Schlafhormon"...

Das körpereigene Hormon Melatonin verhilft dem Menschen zu einem regenerierenden Schlaf – und erfüllt damit eine eigentliche Schlüsselfunktion. Denn wer sich im Schlaf gut zu erholen vermag, kann nicht nur mit einer höheren Widerstandskraft seines Körpers gegenüber Krankheiten, sondern zugleich mit einem allgemein besseren Leistungsvermögen und Wohlbefinden rechnen. Besonders wichtig ist diese Erkenntnis in der zweiten Lebenshälfte, wenn die Melatonin-Ausschüttung der Zirbeldrüse immer mehr zurückgeht.

Die **schlaffördernde Wirkung von Melatonin wurde in den letzten Jahren gründlich erforscht. Sie gilt heute als wissenschaftlich erwiesen und gesichert.** Die körpereigene Melatonin-Produktion kann indessen durch verschiedene Faktoren beeinträchtigt werden – so beispielsweise durch Fehlernährung, durch Störungen im Lebensrhythmus, durch elektromagnetische Strahlung oder ganz einfach durch eine Unterfunktion oder altersbedingte Abnahme des Leistungsvermögens der Zirbeldrüse. **Schlaflosigkeit im Alter** ist somit häufig mit der stark reduzierten **Melatoninproduktion der Zirbeldrüse verbunden.** Dieses Produktionsvolumen schrumpft in der dritten Lebensphase auf einen Bruchteil dessen, was ein junger Körper zur Verfügung hat.

Aufgrund verschiedener Studien konnte im weiteren die These aufgestellt werden, dass **Melatoninproduktion und Lebenserwartung in einer direkten Korrelation zueinander stehen.** Die beiden Pioniere der Melatoninforschung, Walter Pierpaoli und William Regelson, belegen diese These mit einem Experiment, welches sie mit Mäusen anstellten: Im Rahmen einer Kreuztransplantation implantierten sie einer Gruppe von Zehn 18 Monate alten Mäusen die Tirbeldrüsen von zehn 4 Monate jungen Artgenossen , während umgekehrt die jungen Mäuse die Organe der 14 Monate älteren Tiere erhielten. Resultat: Während Mäuse ein Durchschnittsalter von 720 Tagen erreichen, **brachten es die zum Zeitpunkt der Transplantation schon kurz vor ihrem Lebensabend stehenden, 18 Monate alten Mäuse auf ein Alter von durchschnittlich 1020 Tagen.** Dagegen wurden die jungen Mäuse mit den Zirbeldrüsen ihrer älteren Artgenossen im Schnitt nur 520 Tage alt.

Den gleichen Forschern ist auch die **Erkenntnis zu verdanken, dass dem Körper zusätzlich zugeführtes Melatonin die gleiche Wirkung zeitigt wie das von der eigenen Zirbeldrüse produzierte.** Auch dazu wurden verschiedene Experimente durchgeführt, die diesen Sachverhalt belegten. Melatonin-Präparate gelten deshalb seit ihrer Freigabe als Nahrungsergänzungsmittel in den USA anno 1994 nicht nur als nebenwirkungsfreie Schlafmittel, sondern auch als potente Anti-Aging-Substanzen.

... sondern zugleich ein effizientes Mittel zur Herstellung der körperlichen Balance.

Was nun Melatonin auch als Substanz zur Vermeidung von chronischen bzw. zur Chronifizierung neigenden Entzündungen und von Autoimmunkrankheiten attraktiv macht, ist der Umstand, **dass dieses Hormon gleichsam als "Super-Hormonstoff" wirkt.** Konkret: Als eine Art übergeordnete Substanz, die die anderen Hormone in eine gewisse Balance bringt und damit verhindert, dass die einen Hormone in ihrer Wirkung überschiessen, während andere ihre Funktion nur ungenügend wahrnehmen. Solche Disparitäten im Hormonhaushalt wirken oft als versteckte Auslöser chronischer und akuter Krankheiten, und zwar sowohl direkt wie auch – über ein fehlgeleitetes Immunsystem – indirekt.

Diese zusätzliche und heute noch massiv unterschätzte Wirkung von Melatonin ist etwa vergleichbar mit dem Herunterfahren eines Computers, dessen Software sich dabei reorganisiert. **Dies bedeutet, dass sich im Schlaf nicht nur der Körper und seine Organe, sondern auch dessen gesamtes Steuerungssystem erholen können** – und dass Fehlimpulse und Fehlsteuerungen, die sich im Laufe des Tages aufgebaut haben und Gefahr laufen, sich zu verstetigen, in der Nacht zurückkorrigiert werden können.

Zwar gibt es noch keine spezifischen Untersuchungen über die Wechselwirkungen zwischen Arthritis und Arthrose auf der einen und der Melatoninproduktion auf der anderen Seite. Dagegen existieren sehr interessante Studien, die die protektiven Wirkungen einer hohen körpereigenen Produktion oder einer Supplementation von Melatonin gegen

Krebs aufzeigen. Da es sich bei Krebs ebenfalls um Krankheitsbilder handelt, die von immunologischen Defekten oder von hormonellen Fehlsteuerungen ausgelöst werden können, **ist nach dem aktuellen Stand des Wissens davon auszugehen, dass die zusätzliche Einnahme von Melatonin-Präparaten auch eine präventive und/oder therapieunterstützende Wirkung bei Arthritis entfaltet.**

Auch hier gilt: Stress vermeiden!

Sowohl die Aufnahme und Verwertung von Colostrum durch den menschlichen Organismus wie auch jene von Melatonin können durch Stress schwer beeinträchtigt oder gar zum Erliegen gebracht werden. Eine Supplementation dieser beiden Substanzen mit dem Ziel einer Prävention oder Bekämpfung von Arthritis ist deshalb **nur dann sinnvoll, wenn eine Beeinträchtigung durch Stress ausgeschlossen werden kann.**

Aufschluss darüber kann eine Stress-Diagnose nach der neu verfügbaren Methode der neurovegetativen Regulationsdiagnostik verschaffen. Da heute jedoch in hochentwickelten Ländern **nahezu alle Menschen von elektromagnetischen Feldern und Strahlungen betroffen sind, die das körpereigene Stressabbau-System „Parasympathikus" beeinträchtigen,** macht es durchaus Sinn, zumindest die Schlafräume mittels eines E-Smog-Filters zu entstören. Dies, um zu verhindern, dass Elektrosmog während der nächtlichen Ruhe- und Erholungszeit den Sympathikus aktiv hält und dadurch die Funktionen des für die regenerativen Prozesse zuständigen Parasympathikus beeinträchtigt oder gar blockiert.

Und wer sich darüber hinaus auch vor geopathischen Störungen schützen will, dem sei die Anschaffung einer speziellen, auf die Untermatratze zu legenden Abwehrmatte empfohlen, die den Körper während der Ruhezeit sowohl vor geopathischen Strahlungen wie auch vor Elektrosmog schützt. Ein Schutz vor geopathischen Einflüssen – die vor allem von Wasseradern, Gesteinsbrüchen, Erdverwerfungen, Hartmanngittern und Currynetzen ausgehen – macht vor allem deshalb Sinn, weil diese sowohl die Funktionen des Parasympathikus beeinträchtigen wie auch direkten negativen Einfluss auf die Gelenke ausüben können. **Wenn auch diese Strahlungen in der Regel sehr schwach sind, so beruht ihre negative Wirkung auf der Permanenz, die durch die Nutzung des stets gleichen Schlafplatzes entsteht.**

Damit die Bewegung der Gelenke erträglich bleibt:

Nahrungs- und Nahrungsergänzungsmittel gegen Entzündungen und Schmerzen.

Im Rahmen der therapeutischen Strategien zur Bekämpfung der Arthrose spielt die Schmerzbekämpfung eine zentrale Rolle. Denn die Immobilisierung der betroffenen Gelenke wirkt kontraproduktiv. Sie führt nicht etwa zu einer Besserung des Zustands, sondern nach und nach zu einer Verschlimmerung des Leidens. Damit jedoch die Patienten ihre Gelenke benützen und bewegen, müssen die Schmerzen in erträglichen Grenzen gehalten werden können. Eine Dauermedikation mit hoch dosierten chemisch-pharmazeutischen Analgetika ist jedoch wegen der Gefahr unerwünschter Nebenwirkungen problematisch. Hier können somit Alternativen in Form nebenwirkungsarmer natürlicher Präparate wie Teufelskralle, Hagebutte, Schwefelverbindungen, Weidenrinde und Omega-3-Fettsäuren Sinn machen, mit deren Einsatz sich die rein synthetischen Produkte substituieren oder zumindest auf eine niedrigere Dosierung reduzieren lassen.

Bis zu den bahnbrechenden Arbeiten von Dr. Jason Theodosakis zur ursächlichen Behandlung von Arthrosen beschränkte sich die Schulmedizin weitgehend auf palliative Methoden zur Bekämpfung des verbreiteten Leidens. Will heissen: Auf die Bekämpfung der Schmerzen mittels konventioneller chemisch-pharmazeutischer Analgetika.

Zwar ist die Schmerzbekämpfung auch nach neueren Erkenntnissen eine wichtige Komponente jeder Strategie zur Therapie oder Linderung der Krankheit. Doch sollte diese **mit** dem klaren Ziel erfolgen, die Beweglichkeit der Patienten wiederherzustellen und sie zu ermuntern, die betroffenen Gelenke regelmässig zu bewegen. Unter dieser Voraussetzung – und gekoppelt mit einer entsprechenden Information der Patienten – tritt die Schmerzbekämpfung aus der palliativen Strategie heraus und wird zum integrativen Teil eines therapeutischen Konzepts.

Denn durch die Bewegung der Gelenke lässt sich nach bisherigen Erkenntnissen nicht nur ein Fortschreiten – und insbesondere auch eine vorschnelle Chronifizierung – des Leidens vermeiden; zugleich **wirkt die Massnahme auch gewissen Folgeerscheinungen entgegen, durch die die Betroffenen vorschnell in den Zustand der Invalidität fallen.** Die teilweise dramatische Verschlechterung der Lebensqualität, die mit einer starken Schonhaltung und einem Verzicht auf Mobilität verbunden ist, schlägt sich bei vielen Patienten in einer Mutlosigkeit nieder, die häufig in einer Depression endet.

Allerdings funktioniert dieses Konzept nur dann, wenn die zur Bekämpfung der Schmerzen eingesetzten Mittel eine gewisse Effizienz gewährleisten. **Schmerzen sind in der Regel auf Entzündungen zurückzuführen oder dem Umstand zuzuschreiben, dass durch die Krankheit Nerven tangiert werden.** Bei der klassischen Arthrose zum Beispiel können Nervenenden ins Gelenk einwachsen und dort starke Schmerzempfindungen auslösen. Aus diesem Grund ist denn auch der bisweilen gehörte Rat, während einer Arthrose-Therapie keine Schmerzmittel einzunehmen, damit die Besserung des Zustands subjektiv wahrgenommen werden kann, wenig hilfreich. Denn unter dem Einfluss der Nahrungsergänzungsmittel kann sich die Knorpelmasse nach und nach regenerieren, während die eingewachsenen Nerven nach wie vor Schmerzsignale aussenden und bei den Patienten ein Gefühl von Erfolglosigkeit aufkommen lassen.

Schmerzbekämpfung und Entzündungshemmung bei Arthrose und rheumatoider Arthritis machen somit in jedem Fall Sinn. Allerdings ist dabei dem **Umstand Rechnung zu tragen, dass die zur Dämpfung der Schmerzen eingesetzten Mittel regelmässig und über einen längeren Zeitraum hinweg eingenommen werden müssen.** Es erscheint deshalb sinnvoll, für diese Aufgabe nach Möglichkeit die "sanfte Tour" einzuschlagen und auf Nahrungsergänzungsmittel sowie natürliche Präparate zurückzugreifen, deren Verwendung – anders als bei konventionellen Analgetika chemisch-pharmazeutischer Art – mit möglichst wenigen unerwünschten Nebenwirkungen verbunden ist.

Die gezielte und kontinuierliche Bekämpfung der Schmerzen hat aber noch andere Aspekte als die ursachenspezifischen. Denn **Schmerzen in den Gelenken können sowohl die Physis wie auch die Psyche des Menschen in einem Masse beeinflussen, welches völlig disproportional zur eigentlichen Ursache oder zum effektiven Ereignis ist.** Mit anderen Worten: Gelenkschmerzen können die Lebensqualität und die übrige Befindlichkeit eines Menschen so stark beeinträchtigen, dass dieser seine Existenz nur noch als Tortur empfindet. Ausserdem können solch persistierende Schmerzen eine Multimorbidität – d.h. ein sich auf viele Organe ausbreitendes Leiden – nach sich ziehen, welche den Lebensmut und damit indirekt auch die Lebenserwartung drastisch reduziert.

Deshalb sollte man sich stets bewusst sein**, dass dauernde Schmerzen leicht in eine Chronifizierung münden können** – d.h. in einen Zustand, in welchem die Schmerzen selbst dann noch empfunden werden können, wenn deren Ursachen längst verschwunden sind. Dieses Phänomen zeigt sich beispielsweise beim "Phantomschmerz", der besonders drastisch bei Personen in Erscheinung tritt, die einzelne Gliedmassen verloren haben, aber nach wie vor starke Schmerzen in denselben verspüren. **Was bedeutet, dass die Erinnerung an den Schmerz gleich starke Schmerzempfindungen auszulösen vermag wie die Schmerzursache selbst.**

Starke Schmerzen in den Gelenken können aber auch zu Fehlhaltungen und zu Sekundärschmerzen in anderen Körperteilen führen – dann nämlich, **wenn die Patienten versuchen, die betroffenen Gelenke zu schonen und damit andere Körperpartien unnatürlich zu belasten beginnen.** Und schliesslich können Schmerzen auch "ausstrahlen" und auf umliegendes Gewebe sowie benachbarte Körperpartien übergreifen.

Unnötig zu betonen, dass die Betroffenen so nach und nach nicht nur ihre Lebensfreude, sondern auch ihren ganzen Lebensmut verlieren können. **Lebensmut aber ist eine der wichtigsten Voraussetzungen für ein intaktes Immunsystem, für eine gesunde Psyche und für den Willen, sich selbst helfen zu wollen.** Dieser Zusammenhang ist noch recht wenig bekannt, obwohl der Hinweis auf "deprimierende Schmerzen" recht häufig zu hören ist und ein deutliches Indiz dafür darstellt, dass zwischen psychischem und physischem Leiden eine Wechselbeziehung bestehen muss. Tatsächlich können chronische Schmerzen zu Depressionen führen, die den Lebenswillen und die Energie der Betroffenen für den Kampf gegen ihre Krankheit nach und nach auffressen kann.

Zudem gilt es als erwiesen, dass das Immunsystem, welches den menschlichen Körper vor Krankheiten schützen soll, durch permanente bzw. chronische Schmerzen stark beeinträchtigt wird – sei es, dass es allmählich seine Leistungsfähigkeit einbüsst, sei es, dass es sich gegen den eigenen Körper und das eigene Gewebe zur Wehr zu setzen beginnt und dadurch eine oder mehrere jener typischen Krankheiten begünstigt, die unter dem Sammelbegriff "Autoimmunkrankheiten" subsumiert werden. Zu diesen Leiden zählt unter anderen die rheumatoide Arthritis, welche – besonders in späteren Stadien – häufig mit Arthrose einhergeht.

Da Schmerzen, wie sie durch Arthrosen hervorgerufen werden, häufig oder dauernd auftreten, müssen Schmerzmittel dauernd eingenommen werden, wenn sie die erwünschte Wirkung entfalten sollen. Hier sollten Patienten umsichtig vorgehen – denn **die gebräuchlichen Schmerzmittel der chemisch-pharmazeutischen Kategorie sind bei Dauereinnahme häufig mit unerwünschten Nebenwirkungen behaftet.** Zudem können manche von ihnen zu einem Suchtverhalten führen oder eine Prädisposition dazu verstärken.

Es ist deshalb ratsam, sich bei einer auf Kontinuität und lange Dauer ausgelegten **Schmerzbekämpfung nach Substanzen umzusehen, die mit geringen oder keinen Nebenwirkungen behaftet sind**. Dazu zählen die namibische Teufelskralle und Präparate aus Weidenrinde (eine Art natürlichen Aspirins). Weitere Substanzen mit schmerzlindernder Komponente sind Hagebutten-Präparate und MSM. Und mit Omega-3-Fettsäuren, wie sie vor allem im Fischöl in beträchtlichen Mengen enthalten sind, steht auch ein Nahrungsmittel mit schmerzlindernder Nebenwirkung zur Verfügung. Hier eine Kurzbeschreibung dieser Substanzen:

MSM (Methyl-Sulfonyl-Methan)

Schwefelverbindungen finden sich in den Geweben aller Pflanzen, Tiere und Menschen. Dem Element und seinen Derivaten **fällt eine essentielle Aufgabe bei der Bindung neuer Gewebe und beim Zellwachstum zu**. Insbesondere für die Bildung von Kollagen – dem Hauptbestandteil des Bindegewebes, der Sehnen und Knorpel sowie der organischen Substanz der Knochen – ist Schwefel eine unverzichtbare Substanz. Im weiteren fördert Schwefel die Elastizität und Durchlässigkeit der Zellwände.

Da viele Krankheiten und Schmerzen letztlich auf eine ungenügende Versorgung des Organismus mit Schwefel zurückzuführen sind, dürfte durch die Zufuhr leicht resorbierbarer und gut bioverfügbarer Schwefelverbindungen in einer Vielzahl der Fälle ein positiver Einfluss auf die Befindlichkeit ausgeübt werden können. Als sehr effizient und hilfreich hat sich dabei insbesondere Methyl-Sulfonyl-Methan (MSM) erwiesen - **eine Substanz die dem Körper den Schwefel in einer Form zuführt, die von diesem leicht aufgenommen und verwertet werden kann.**

Denn obwohl viele Nahrungsmittel auch geringe Mengen an Schwefel enthalten – so beispielsweise Rindfleisch, Geflügel, Fisch, Milch und Eigelb, aber auch Sojabohnen, Rosenkohl, Brokkoli, Zwiebeln und Knoblauch – ist dieser Stoff nicht aus allen Quellen gleich gut resorbierbar. Ausserdem kommt es darauf an, welche weiteren Nahrungsmittel der Mensch zusammen mit schwefelhaltigen Speisen zu sich nimmt. Und schliesslich kann der in Nahrungsmitteln enthaltene Schwefel durch das Kochen und andere Verarbeitungsmethoden für den Körper unbrauchbar gemacht werden.

MSM befindet sich seit etwa 20 Jahren in der praktischen Anwendung, wobei der Stoff in den ersten Jahren kaum über einen engeren Kreis experimenteller Nutzer hinaus Verbreitung fand. Erst in den letzten Jahren zeichnet sich – gestützt auf Erfolgsmeldungen von Personen, die MSM seit längerer Zeit anwenden – eine starke Verbreitung dieser Substanz ab, die in den USA als Nahrungsergänzungsmittel unbeschränkt zugelassen ist.

Anwender des Stoffs berichten von erstaunlichen Erfolgen im Bereich der Schmerzbehandlung. Kopf-, Muskel- und Gliederschmerzen sind häufig auf Druckunterschiede und Entzündungen zurückzuführen, die durch eine bessere Durchlässigkeit und Elastizität der Zellwände gemildert werden können. Dies ist denn auch der Wirkungsansatz von MSM, welches diese Durchlässigkeit und Elastizität fördern kann.

Seinen wichtigsten Beitrag zur Schmerzbekämpfung leistet MSM jedoch zweifellos im Bereich der Arthrose und der rheumatoiden Arthritis. **Die Wirkung der Substanz ist dabei eine doppelte:** Einerseits wird durch die Bildung von Kollagen die Regenerierung zerstörten und beschädigten Gewebes gefördert, und anderseits trägt die höhere Elastizität und Durchlässigkeit der Zellwände dazu bei, Gelenke und Muskeln vor Entzündungen wie auch vor Schmerzen, die auf Sekundäreffekte der arthritischen Veränderungen zurückzuführen sind, zu schützen.

MSM gilt als praktisch nebenwirkungsfrei – ein Sachverhalt, der durch mehrere Studien bestätigt werden konnte. Dies gab denn auch den Ausschlag dafür, dass die Substanz in den USA als Nahrungsergänzungsmittel zugelassen ist. Was nicht zuletzt deshalb von Bedeutung ist, weil **ein effizienter Einsatz von MSM bei arthrotischen Beschwerden relativ hohe Dosierungen erfordert:** Üblich sind Dosierungen von 3 mal 1'000 mg pro Tag - nämlich morgens, mittags und abends je 1'000 mg. Bei starken Beschwerden kann diese Dosis auf 3 mal 2'000 mg (d.h. 6 Gramm pro Tag) gesteigert werden.

Die namibische Teufelskralle

In den westlichen Industriestaaten wurde die namibische Teufelskralle um die Jahrhundertwende als Heilpflanze entdeckt - **namentlich als „Harpagotee", der aus den afrikanischen Kolonien importiert wurde.** Bald aber geriet sie unter dem Druck scheinbar effizienterer Wirkstoffe aus der chemischen Pharmazie wieder in Vergessenheit. Erst in den letzten Jahren wurde die Teufelskralle – im Zuge der verbreiteten Suche nach nebenwirkungsarmen Alternativen für die Behandlung chronischer Leiden und Schmerzen – wieder aus der Versenkung geholt und klinischen Tests unterzogen.

Dabei konnte festgestellt werden, dass standardisierter **Extrakt aus der Teufelskrallen-Knolle sowohl entzündungshemmende wie auch abschwellende Wirkungen** zeitigt und dadurch schmerzlindernde Eigenschaften besitzt. Diese Wirkungen **prädestinieren die Pflanze zum natürlichen Therapeutikum bei Krankheiten des über 400 unterscheidbare Leidenstypen umfassenden rheumatischen Formenkreises** sowie als therapiebegleitendes Supplement bei rheumatoider Arthritis bzw. Polyarthritis und Arthrose.

Tatsächlich kann der **Teufelskrallenextrakt bei allen Krankheiten eingesetzt werden, die von häufigen oder chronischen Entzündungen** sowie von starken Gelenk- und Gliederschmerzen geprägt werden. Ausserdem deuten klinische Untersuchungen darauf hin, dass die natürlichen Wirkstoffe dieser Pflanze auch mit anderen Präparaten schmerzstillender Wirkung – so unter anderem mit Weidenrinde-Extrakt, aber auch mit chemisch-pharmazeutischen Analgetika wie Acetylsalicylsäure (Aspirin), Paracetamol, Mefenaminsäure etc. – kombiniert werden kann, ohne dass es zu unerwünschten Wechselwirkungen zwischen den Präparaten kommt. Es besteht sogar Grund zur Annahme, dass die Teufelskralle die Wirksamkeit bestimmter Schmerzmittel verstärkt.

Die Wirksamkeit der Teufelskrallenwurzel bei Leiden des rheumatischen und des arthritischen Formenkreises wird inzwischen durch verschiedene Studien belegt – so auch durch eine in Deutschland durchgeführte Untersuchung über den Nutzen entsprechender Präparate bei Polyarthritis. Die Resultate dokumentierten einen deutlichen Vorteil des Phyto-Präparats auf Teufelskrallen-Basis – unter anderem überzeugte letztere durch eine signifikant geringere morgendliche Steifigkeit der Probanden, aber auch durch ein deutlich geringeres Potenzial an unerwünschten Nebenwirkungen.

Ganz allgemein überzeugt die Namibische Teufelskralle durch eine ausgezeichnete Verträglichkeit. Die einzige Kontraindikation entsprechender Präparate bezieht sich auf Personen, die an Magen- oder Zwölffingerdarmgeschwüren leiden. Diese sollten die Teufelskralle meiden. Für Personen ohne dieses Handicap empfiehlt sich die relativ hohe Tagesdosis von 4,5 Gramm. Zu beachten bleibt indessen, dass der Wirkungseintritt einer Supplementation mit Teufelskrallen-Präparaten – wie bei Phyto-Produkten üblich – nicht sofort, sondern erst nach etwa zwei Wochen kontinuierlicher Einnahme erfolgt.

Hagebutte

Die Erkenntnis, wonach die Hagebutte – d.h. die Scheinfrucht wilder Rosen – Entzündungen und durch diese hervorgerufene Schmerzen bei arthritischen Beschwerden mildern kann, ist angeblich einem Landwirt aus Dänemark zu verdanken. Dieser soll an sich selbst die Entdeckung gemacht haben, dass Hagebutten-Konfitüre einen günstigen Einfluss auf seine stark entzündeten und schmerzenden Gelenke ausübe. Durch diese Entdeckung wie auch durch seinen Leidensdruck zu Experimenten ermutigt, soll er daraufhin aus getrockneten Hagebutten ein Pulver bereitet und eingenommen haben, welches seine Entzündungen und Schmerzen nahezu verschwinden liess.

Allerdings bestätigte diese Entdeckung lediglich ein altes Volkswissen, **verwendeten doch schon frühere Generationen Hagebuttentee für die Bekämpfung von Infektionen und von chronischen Entzündungen**, wie sie beispielsweise für Leiden des rheumatischen Formenkreises charakteristisch sind. Allerdings gerieten entsprechende Anwendungen unter der Konkurrenz starker und rasch wirkender Analgetika aus chemisch-pharmazeutischer Produktion völlig in Vergessenheit. Zwar wurde der Hagenbuttentee auch weiterhin in grossen Mengen konsumiert – jedoch namentlich aufgrund seiner interessanten Geschmackskomponenten und kaum im Hinblick auf spezielle gesundheitliche oder gar therapeutische Wirkungen.

Wie konkret die Geschichte vom dänischen Bauern auch immer gewesen sein mag: Es waren immerhin dänische Forscher und dänische Institute, welchen es als ersten gelang, die pharmakologisch wirksamen Inhaltsstoffe der Hagebutte zu identifizieren und zu isolieren. Dieser Stoff wurde chemisch als "Galaktolipid" definiert. In der Folge führte der dänische Arzt und Biochemiker Dr. Kaj Winther wissenschaftliche Untersuchungen über die **Wirkung der Substanz auf entzündliche Prozesse durch – vor allem auf solche, die auf eine Fehlsteuerung des Immunsystems zurückzuführen** sind. Genau dieser Kategorie ist auch ein breites Spektrum von Krankheiten des rheumatischen und arthritischen Formenkreises zuzurechnen.

Im Rahmen von klinischen Studien und von Forschungsarbeiten über die Wirkungsmechanismen der Hagebutte konnten nicht nur die entzündungshemmenden Effekte von Hagebuttenpulver nachgewiesen, sondern auch die Wirkungszusammenhänge erklärt werden: **Galaktolipide hemmen die Einwanderung von Leukozyten in die entzündeten Areale.** Leukozyten sind weisse Blutkörperchen, deren Aufgabe die Erkennung und Ausschaltung von Fremdkörpern und Krankheitserregern ist. Richtet sich diese zufolge einer Fehlsteuerung gegen das körpereigene Gewebe statt gegen Krankheitserreger und andere Fremdkörper, so spricht man von einer Autoimmunerkrankung.

Wird nun die Aktivität der Leukozyten gehemmt oder gestoppt, so bilden sich nach und nach die durch das Immunsystem ausgelösten Entzündungen und die damit verbundenen Schmerzen zurück. Dieser Sachverhalt konnte kurze Zeit später durch eine klinische Studie bestätigt werden, die an der Berliner Charité-Klinik mit Rheuma-Patienten durchgeführt wurde. Und eine weitere Studie an der Universität Freiburg i.B. zeigte, dass auch chronische Rückenschmerzen – die sich ja häufig im diffusen Ursachenspektrum rheumatoider, atrhrotischer und polyarthritischer Störungen bewegen – mit Hagebuttenpulver gemildert werden können.

Wichtig ist bei der Umsetzung dieser Erkenntnisse die Verwendung eines **klinisch oder analytisch getesteten Hagebuttenpulvers,** welches über einen hohen Anteil an Galaktolipiden verfügt. Die in den erwähnten Untersuchungen als adäquat ermittelte Dosierung beläuft sich dabei auf 5 g pro Tag.

Weidenrinde-Extrakt

Bereits in der Frühzeit wurde die Weidenrinde ihrer schmerzlindernden Effekte wegen genutzt und geschätzt. Es gibt Hinweise darauf, dass schon die Steinzeitmenschen von der wohltuenden Wirkung der Weide wussten. **Auch in Indien, Mesopotamien und Ägypten wurde die fiebersenkende und schmerzlindernde Wirkung der Weidenrinde offenbar von der Volksmedizin genutzt.** Dabei wurde die Rinde getrocknet und pulversiert, um die Haltbarkeit zu erhöhen und die Anwendung zu erleichtern.

In die vorchristliche Zeit fällt auch die positive Beurteilung der Weide durch den "Übervater" der Medizin, **Hippokrates, der entsprechenden Präparaten eine hohe Effizienz bei der Behandlung von Schmerzen, Gicht und Fieber zuschrieb.** Weidenrinde wurde in jener Zeit vor allem als Tee oder durch Abkochen hergestelltes Elixier verwendet. Hinweise zum gesundheitlichen Nutzen des Baumes finden sich auch bei den Schriftstellern Herodot und Plinius.

Schon in jenen Zeiten wurden Weidenrinde-Extrakte auch als probates Mittel für die Behandlung von Arthritis, Rheuma und Gicht verwendet. Später fanden die Präparate Eingang in die Medizin des Mittelalters. **Um 1830 herum gelang erstmals die Gewinnung reinen Salizyls aus Weidenrinde**, und 1859 konnte ein deutscher Chemiker namens Kolbe erstmals Salicylsäure synthetisieren. Synthetische Salizylsäure wurde in der Folge vor allem als Konservierungsmittel verwendet – dies dank ihrer antibakteriellen und fäulnishemmenden Eigenschaften.

1897 schliesslich gelang dem deutschen Apotheker und Chemiker Hoffmann die Herstellung von Acetylsalicylsäure, die in der Folge unter der Marke "Aspirin" auf den Markt gelangte. Angesichts des relativ einfachen Herstellungsverfahrens und der weitgehend problemlosen Anwendung **erlebte Aspirin einen weltweiten Siegeszug ohnegleichen. Das Produkt verdrängte nach und nach alle aus Weidenrinde gewonnenen Phyto-Präparate**, die immer mehr der Vergessenheit anheimfielen.

Erst die wachsende Kritik an den chemisch-pharmazeutischen Substanzen mit ihren oftmals problematischen Nebenwirkungen führte gegen Ende des vergangenen Jahrhunderts zu einer Rückbesinnung auf die alten Produkte natürlichen Ursprungs. Als erste begannen amerikanische Hersteller von Nahrungsergänzungsmitteln und Phyto-Produkten **einzelnen ihrer Präparate Salizylsäure unter der Bezeichnung "White Willow Bark" beizufügen** – allen voran die Hersteller von Antiarthrotika auf Glucosamin- und Chondroitinbasis, die den rezeptfreien, natürlichen Stoff als schmerzlindernde Komponente einsetzten.

Wenig später fanden Forscher der phyto-pharmazeutischen Richtung heraus, dass nach neueren Extraktionsmethoden **aus Weidenrinde gewonnene Konzentrate den synthetischen Salizylaten ebenbürtig, wenn nicht gar überlegen sind.** Dies, weil offenbar die in der Weidenrinde enthaltenen Polyphenole die antientzündliche und schmerzstillende Wirkung der Salizylsäure noch verstärken – ebenso ihre Bioverfügbarkeit. Inzwischen befinden sich auch in Europa erste Analgetika auf Weiderinde-Basis auf dem Markt. Produkte, die sich gegenüber den Synthetika durch bessere Verträglichkeit, ein geringeres Nebenwirkungspotenzial und – zumindest bei antiarthritischen und antirheumatischen Anwendungen – erst noch als effizienter erweisen sollen.

Omega-3-Fettsäuren

Neben verschiedenen aus natürlichen Grundstoffen gewonnenen Nahrungsergänzungsmitteln und Phyto-Pharmaka gibt es auch Nahrungsmittel, die einen antientzündlichen und schmerzstillenden Effekt ausüben können. So beispielsweise die beiden Omega-3-Fettsäuren Eicosapentaensäure (EPS) und Docosahexaensäure (DHS), welche namentlich im Oel von fetten Hochseefischen reichlich enthalten sind. Diesen beiden Fettsäuren fallen sowohl aus ernährungsphysiologischer wie auch aus pharmakologischer Sicht **einige hervorragende Eigenschaften zu, welche sie zu Nahrungssupplementen der Sonderklasse machen.**

Im Vordergrund stehen dabei ihre entzündungshemmenden Eigenschaften, die zugleich schmerzstillende Wirkungen zeitigen. Denn die meisten Entzündungen sind mit erheblichen Schmerzen verbunden, und wer erstere erfolgreich mildert, kommt in der Regel auch den letzteren bei. **Erste Hinweise auf die positiven Wirkungen von Fischölen zeigten sich 1944**, als ein englischer Forscher herausfand, dass Eskimos trotz der hohen Mengen tierischer Fette, die sie laufend verzehren, vor Gesundheit strotzen und ein bedeutend niedrigeres Infarktrisiko haben als Leute in Industrienationen. Leider wurde diese Beobachtung jedoch von der Fachwelt weitgehend ignoriert; **die wichtige Entdeckung blieb deshalb während rund drei Jahrzehnten ohne konkretes Echo.**

1976 gelangten dänische Forscher zu einem ähnlichen Resultat. Sie stellten fest, dass die als Indikator für Infarkt-Risiken geltenden Triglycerid-Werte bei Eskimos signifikant tiefer liegen als bei Menschen in Industrienationen. Und nur wenige Jahre später fanden holländische Forscher im Rahmen einer Langzeitstudie heraus, **dass ein Verzehr von 30 Gramm Fisch pro Tag das Infarktrisiko um durchschnittlich 50% senkt.** Inzwischen gibt es über 6000 Untersuchungen und wissenschaftliche Publikationen über Omega-3-Fette, welche den hohen gesundheitlichen Wert dieses Nahrungsmittels durchwegs belegen. Der konkrete Nutzen erstreckt sich dabei auf präventive und therapeutische Effekte bei Arthritis, Rheumatismus, Bluthochdruck und kardiovaskulären Erkrankungen sowie auf verschiedene Krebsarten bis hin zur Arterioklerose und zur Multiplen Sklerose.

In all diesen Fällen spielen blutverdünnende und entzündungshemmende Effekte eine wichtige Rolle. **Selbst bei Herzinfarkten geht man heute davon aus, dass sie häufig von unkontrollierten Entzündungen ausgelöst oder zumindest mit verursacht werden.** Bei der Polyarthritis oder rheumatoiden Arthritis, die oft mit einer Arthrose einhergeht, stehen die Gewebsentzündungen indessen im Mittelpunkt.

Um so wirkungsvoller ist denn auch eine Supplementierung mit Omega-3-Fettsäuren, die diese primär durch ein fehlgeleitetes Immunsystem ausgelösten Entzündungen mildern und damit zugleich analgetische, d.h. schmerzlindernde Wirkungen entfalten können.

Manche Ärzte in den USA empfehlen heute ihren Patienten die Einnahme von Omega-3 zur Steigerung der Wirkung konventioneller Schmerzmittel. Dies übrigens nicht nur bei arthritischen und arthrotischen Leidensbildern. Auch Krankheiten des rheumatischen Formenkreises können mit der Einnahme von Omega-3-Fettsäuren zwar nicht ursächlich behandelt, aber in ihren negativen Auswirkungen beträchtlich abgeschwächt werden. Hier kommen die entzündungshemmenden und analgetischen Wirkungen von EPS und DHS ebenfalls positiv zum Tragen.

Wie viel Fischöl benötigt nun aber der Mensch, wenn er einen optimalen Nutzen aus den vielfältigen Qualitäten und Wirkungen dieses essentiellen Nahrungssupplements ziehen will? Fortschrittliche Ernährungsphysiologen gehen davon aus, dass diese Menge bei etwa 3 Gramm pro Tag liegt für Leute, die damit einen präventiven Effekt erzielen wollen. Bei therapeutischen Einsätzen liegt die Dosis bedeutend höher – nämlich bei 9 bis 18 Gramm. Wie aber gelangen Einwohner von Binnenregionen zu solch respektablen Mengen?

Wer auf natürlichem Wege zu einer Tagesrate von 3 Gramm Omega-3-Fettsäuren gelangen möchte, kann dies nur mit einem sehr hohen und kontinuierlichen Fischverzehr tun. **Konkret sind dies 250 Gramm Hering, Thunfisch, Forelle oder Lachs bzw. Salm pro Tag,** denn nur diese Fischsorten enthalten einen ausreichend hohen Anteil an entsprechendem Fett. Wer sehr gerne Fisch isst und seine

Ernährung in diese Richtung umstellen will, den kann man dazu durchaus ermuntern. Denn Fisch liefert ein gutes und leicht verdauliches Protein, lässt sich rasch, vielfältig und schmackhaft zubereiten und verleidet ausgesprochenen Fischliebhabern auch bei sehr häufigem und reichlichem Genuss kaum.

Für alle übrigen Konsumenten, die mit dem Fischverzehr in grossen Mengen Mühe oder nicht die Möglichkeiten haben, sich in ausreichendem Masse mit diesem wertvollen Rohstoff zu versorgen, **bietet sich eine Alternative in Form von Fischöl in Weichgelatine-Kapseln**, wie sie in Apotheken und Drogerien angeboten werden.

Bedingungen für eine gute Aufnahme und Wirkung von Nahrungsergänzungsmitteln gegen Entzündungen und Schmerzen

Allerdings **vermögen die hier beschriebenen Stoffe ihre Effekte nur dann zu entfalten, wenn die physiologischen Konditionen diesen nicht entgegenwirken**. Denn auch Nahrungssupplemente und pharmazeutische Wirkstoffe müssen metabolisiert und an ihren Bestimmungsort transportiert werden können, wenn sie die ihnen zugedachten Wirkungen erzielen sollen. Dafür bedarf es im Wesentlichen dreier Voraussetzungen, die in diesem Buch schon an anderer Stelle beschrieben wurden und hier der Vollständigkeit halber nochmals erwähnt seien:

Wasseraufnahme: Wasser erfüllt im menschlichen Körper nicht nur die Rolle eines wichtigen Transport- und Reinigungsmittels, sondern es bildet zugleich ein allgemein belebendes Element. Und ausserdem entsorgt das Wasser den Körper von Abfallprodukten des Stoffwechsels und von

Schlacken aller Art. Demgegenüber vermag ein an Wassermangel leidender Körper die ihm zumeist in konzentrierter Form zugeführten Supplemente weder voll aufzunehmen noch richtig zu nutzen.

Befreiung von Schwermetallen: Schwermetalle – ob aus Amalgam-Plomben oder anderen Quellen stammend – blockieren die zur Verstoffwechslung der Wirkstoffe bereitstehenden Enzyme partiell oder total. Auch hier drängen sich zunächst eine Analyse der Schwermetallbelastung und danach eine Ausleitung der Schwermetalle oder eine Erhöhung der Dosierung mit dem Ziel der Kompensation der beschränkten Aufnahmefähigkeit von Wirkstoffen aller Art auf.

Ausschluss von Stress: Stress verursacht im Körper eine doppelte Hemm-Wirkung, die der Aufnahme von Nähr- und Wirkstoffen im Wege steht: Einerseits hemmt Stress per se die Verstoffwechslung, anderseits blockiert er die Aufnahme orthomolekularer Substanzen durch die Zellen, da sich diese nicht ausreichend regenerieren können. Da die meisten Fälle von Stress auf elektromagnetische Störeinflüsse in der Schlafphase zurückzuführen sind, empfiehlt sich in jedem Falle eine Entstörung der Schlafräume mit einem geeigneten E-Smog-Filter.

So erhalten überstrapazierte Gelenke Erleichterung:

Nahrungsergänzungsmittel gegen das Übergewicht

Übergewichtige Personen, die an Arthrose leiden, haben ein weiteres Problem: Die zusätzlichen Kilos, die auf ihre Gelenke drücken. Sie beschleunigen nicht nur die Erosion der Gelenkknorpel, sondern verringern auch deren Elastizität. Und zugleich behindern sie die regenerativen Prozesse – so, dass die Einnahme der Nahrungsergänzungsmittel Glucosamin und Chondroitinsulfat nicht im gleichen Masse wirken können wie bei Normalgewichtigen. Deshalb zählt die Reduktion des Körpergewichts auf ein Normalmass zu den wichtigsten Massnahmen, die mit Blick auf eine Verringerung der Beschwerden und eine Begünstigung der Selbstheilungsprozesse der betroffenen Gelenke zu ergreifen sind.

Wenn auch Übergewicht – entgegen einer nach wie vor verbreiteten Auffassung – nicht zu den Hauptursachen für arthrotische Gelenkbeschwerden zählt, so beeinflusst dieser körperlich abnorme Zustand die Krankheit doch massiv und nachhaltig. Und dies gleich in doppelter Hinsicht:

Einerseits führt hohes Körpergewicht zu einer Überbelastung und Überbeanspruchung der Gelenke, die bei einer ohnehin schon eingeschränkten Regenerationsfähigkeit der Knorpelmasse deren weitere Zerstörung stark fördern und beschleunigen. Und anderseits besteht überall da, wo Übergewicht durch einen hohen Konsum von Zucker und anderen leicht verdaulichen Kohlenhydraten verursacht wird, die Tendenz zu Diabetes Typ II und einem Metabolischen Syndrom. **Ein gestörter Stoffwechsel aber wirkt sich a priori negativ auf die Fähigkeit des Körpers zur Verwertung der "Knorpel-Bausteine" Glucosamin, Chondroitinsulfat und Kollagen aus.**

Der Reduktion des körperlichen Übergewichts kommt deshalb überall da, wo es mit Arthrosen assoziiert ist, eine vorrangige Bedeutung zu. Dabei ist allerdings besondere Umsicht geboten. Denn durch ein undifferenziertes Vorgehen – beispielsweise im Sinne der radikalen "Fett-Weghungern-Methode" oder der "Nulldiät" – könnten sich die gesundheitlichen Probleme eher noch verschlimmern. Dies unter anderem deshalb, weil der Körper und seine Regenerationskraft durch solch drastische Vorgehensweisen stark geschwächt werden und weil Körper und Psyche nach einiger Zeit "zurückschlagen" und die Betroffenen nach Aufgabe ihrer Hau-Ruck-Kur rascher zunehmen als vorher.

"Umsichtig" bedeutet, dass zwar die Ernährungsgewohnheiten zumindest in einem moderaten Umfang verändert werden sollten, ungeachtet der Gelenkbeschwerden nach mehr körperlicher Bewegung zu trachten ist und darüber hinaus möglichst viel reines Wasser getrunken werden sollte, dass aber **anderseits nicht auf eine ausgewogene und sättigende Nahrung mit einem hohen Anteil wichtiger Mikronährstoffe zu verzichten ist.**

Bei der Verfolgung dieser Zielsetzung können Nahrungsergänzungsmittel einen ausserordentlich wichtigen Beitrag leisten: Richtig ausgewählt und eingesetzt können sie helfen, die sättigenden Effekte von Diäten zu erhöhen, deren Wirkung zu verstärken, erreichte Gewichtsreduktionen zu stabilisieren und Frustrationen bei kleineren Rückfällen zu vermeiden. Denn **entscheidend bei einem solchen Programm zur Reduktion des Körpergewichts ist, dass es über längere Zeit durchgehalten werden kann** und nicht eine kurze Phase der Unterbrechung bereits Sinn und Nutzen der Aktion in Frage stellt.

Im Vordergrund einer solchen Diät-Unterstützung mit Nahrungssupplementen stehen die Substanzen Chitosan, Guarkernmehl und Hoodia. Diese ergänzen sich gegenseitig in idealer Weise: Hoodia wirkt auf natürliche Art Hungergefühlen entgegen, Chitosan bindet Fettstoffe und verhindert deren Metabolisierung, während Guarkernmehl die Sättigungswirkung erhöht und zugleich einer zu raschen Verstoffwechslung von Kohlenhydraten vorbeugt.

Hoodia – ein natürlicher Appetithemmer ohne unerwünschte Nebeneffekte

Bei der Beurteilung der Frage des körperlichen Übergewichts wird oft übersehen, dass es sich dabei primär um ein anthropologisches Problem handelt und nicht – wie den Betroffenen häufig unterstellt – um eine Frage der Masslosigkeit auf der einen Seite und der ungenügenden Selbstdisziplin auf der andern. Denn der menschliche Organismus wurde von der Natur so eingerichtet, dass er kurze und mittlere Hungerperioden dadurch überstehen kann, dass er von seinen Reserven zehrt. Deshalb **baut der Körper zuerst seine Glykol-Speicher und danach noch Eiweiss ab, ehe er sich an seine Fettreserven heranmacht.**

Und umgekehrt hat der Körper die Tendenz, die Fettspeicher wieder aufzufüllen, sobald sich Gelegenheit dazu bietet. Und damit die Übung nicht allzu früh abgebrochen wird, dauert es relativ lange, bis die Sättigungsgrenze erreicht ist. Dazu kommt, **dass die Nahrung unserer Altvorderen weitaus mehr Ballaststoffe enthielt und nicht eine derart hohe Energiedichte aufwies wie die Nahrung unserer Tage.**

Was sich damals als Vorteil erwies, hat sich – zumindest in der von Nahrungsüberfluss geprägten westlichen Welt – in sein brutales Gegenteil verkehrt: **Der Energiebedarf hat sich dramatisch verringert, die Nahrung ist dichter und energiereicher geworden und der Appetit ist geblieben.** Beim letzteren sah die aufkeimende Schlankheitsmittelindustrie denn auch ihren wirksamsten Ansatz: Mit der Schaffung von Appetitzüglern wollte man die Natur dort korrigieren, wo ihre nutritiven Bremsen versagten.

Allerdings folgte der anfänglichen Euphorie beträchtliche Ernüchterung. Denn da Appetitzügler direkt oder indirekt auf das limbische System einwirken, welches die menschlichen Emotionen steuert, **kommt es leicht zu unerwünschten Signalwirkungen – beispielsweise in Form erhöhter Neigungen zu Depressionen.** Mehrere Mittel dieses Wirkungsspektrums mussten denn auch aufgrund solch unerwünschter Nebenwirkungen vom Markt genommen werden.

Demgegenüber gibt es ein Naturprodukt analoger Hauptwirkung, welches solch negative Nebenwirkungen nicht kennt – den in der Kalahari-Wüste im südlichen Afrika heimischen Hoodia-Kaktus. Er enthält eine spezielle Substanz, die im Hypothalamus – jener **Hirnregion, die über einen Blutzucker-Sensor verfügt und beim Fehlen entsprechender Signale Hungergefühle auslöst** – analoge Wirkungen zeitigt wie Glukose. Glukose ist ein Stoffwechselprodukt, welches bei der Verwertung von Kohlenhydraten entsteht und dem die

Aufgabe zufällt, den Körper – und dabei insbesondere auch das Hirn – mit Energie zu versorgen.

Im Vergleich zur Glukose ist jedoch die Wirkung der Hoodia-Substanz weitaus intensiver. Sie hält auch weitaus länger an. Dieser gleichsam perfekte Täuschungs-Effekt ist dem in der Kalahari-Region ansässigen Volk der San - einem Stamm der Buschmänner - seit Menschengedenken bekannt. Deshalb nehmen ihre Jäger stets kleinere Mengen des Fleisches vom Hoodia-Kaktus zu sich, wenn sie sich auf die Jagd begeben. **Damit lassen sich allfällige Hungergefühle zuverlässig und auf lange Zeit vertreiben.** Und was für die Jäger eher noch wichtiger ist: Die Müdigkeits-Effekte, die in der Regel mit den Hungergefühlen einhergehen, stellen sich nicht ein.

Lange blieb dieser Effekt des Hoodia-Kaktus in der westlichen Welt unbekannt. Erst 1996 entdeckten südafrikanische Forscher die Zusammenhänge zwischen den Inhaltsstoffen der Sukkulente und den Sättigungs-Signalen des Hypothalamus. Im Rahmen klinischer Studien konnte in der Folge nachgewiesen werden, dass dieser natürliche Appetitzügler seine spezifischen Wirkungen bei allen Menschen zu erfüllen vermag – und dies erst noch, ohne unerwünschte Nebenwirkungen zu zeitigen. **Vernünftig eingesetzt können Hoodia-Extrakte somit helfen, die latente Gefahr einer Überernährung zu kompensieren.**

Guarkernmehl – ein kalorienarmer, sättigender Magenfüller mit stoffwechsel-regulierenden Eigenschaften

Bis zur Entdeckung des glykämischen Index' ging man davon aus, dass sich die Fettdepots des Körpers allein dadurch abbauen lassen, dass der Fettgehalt der Nahrung reduziert wird. Deshalb reagierte die Fachwelt denn auch mit grossem Staunen, **dass die fettreduzierte Nahrung, die von der Nahrungsmittelindustrie in grossem Variantenreichtum angeboten und von der Konsumentenschaft intensiv genutzt wurde, nicht zum Ziel führte.** Sondern eher bewirkte, dass sich die Tendenz zur Verfettung der Gesellschaft weiter verstärkte.

Auf der Suche nach den Gründen für diese scheinbar paradoxe Entwicklung stiess man auf einen Sachverhalt, der das Phänomen erklärbar machte: Wenn die Kalorienfracht vom Fett auf die Kohlenhydrate verlagert wird, so werden die Blutbahnen förmlich mit Glukose überschwemmt – was wiederum zur Konsequenz hat, dass die Glukose zu einem grossen Teil in Fett umgewandelt wird, während umgekehrt die Metabolisierung der zugeführten Fettstoffe teilweise behindert wird. Das hat zur Folge, dass ein beträchtlicher Teil dieser überschüssigen Fettsäuren in die Fettdepots des Körpers eingelagert statt für die Versorgung der Zellen mit Energie genutzt werden. Ausserdem **wird durch eine zu stark kohlenhydratbetonte Nahrung der Insulinhaushalt überstrapaziert**, was mit der Zeit dessen De-Sensibilisierung zur Folge haben und in einen Diabetes Typ II ausmünden kann.

Allerdings zeitigen nicht alle Kohlenhydrate einen derartigen Effekt, sondern nur jene, die arm sind an Ballaststoffen und deshalb sehr rasch resorbiert werden. Diese **Resorptionsfähigkeit wird mit dem oben erwähnten glykämischen Index bemessen. Hohe Werte zeigen dabei eine rasche, niedrige eine langsame Verstoffwechslung der Nährstoffe.** Einige Beispiele: Der glykämische Wert von Haushaltzucker liegt bei 100, jener von Kartoffelpüree,

Pommes Frites und Chips bei 95, vorgekochter Reis, Corn Flakes und Popcorn bei 85, Weissbrot zwischen 75 und 85, Teigwaren zwischen 70 und 75. Langsam und problemlos dagegen verläuft die Verstoffwechslung von Kohlenhydraten aus Nahrungsmitteln wie Vollkornbrot (glykämischer Index ca. 50), Haferflocken (40), Wildreis (35) sowie ungesüssten Milchprodukten (30).

Zum Glück für Liebhaber ballaststoffarmer Nahrungsmittel mit hohem Anteil an Kohlenhydraten können diese jedoch mittels separat zugeführter Ballaststoffe "gestreckt" werden. Denn **der Magen macht keinen Unterschied, ob diese Ballaststoffe Teil der aufgenommenen Nahrungsmittel bilden oder parallel zu diesen verzehrt werden.** Wer also einen grossen Löffel voll Ballaststoffe – wie zum Beispiel Kleie – mit reichlich Wasser zu sich nimmt, bevor er sich hinter seine Weissbrotschnitten oder Pommes Frites macht, verstoffwechselt diese so, als ob sich die Ballaststoffe direkt im Weissmehl oder in den Kartoffeln befunden hätten.

Zu den effizientesten und zugleich bekömmlichsten Ballaststoffen zählt das aus der Kalkuttabohne gewonnene Guarkernmehl. Die Heimat der Kalkuttabohne ist Indien und Pakistan, wo sie dank ihrer Trockenresistenz auch in ariden Zonen gedeiht und ohne grösseren Bewässerungsaufwand kultiviert werden kann. Ausserhalb ihres Ursprungsgebiets wird die Pflanze inzwischen auch in Israel und Australien und seit der Mitte des 20. Jahrhunderts in den USA angepflanzt.

Die Fruchthülsen der Kalkutta- oder Guarbohne enthalten ein halbes bis ein ganzes Dutzend winzige Samen von ovaler Form. 1000 Stück davon wiegen – je nach Sorte und klimatischen Bedingungen – zwischen 30 und 50 Gramm. Die Samen bestehen aus einer harten Schale, einem Keimling und einem Nährgewebe, welches fachsprachlich als Endosperm bezeichnet wird. Dieses Endosperm, dessen Gewichtsanteil bei etwa 40 Prozent liegt, wird industriell verarbeitet und dient seit Generationen der Herstellung von Gummiarabicum.

Bei der Suche nach weiteren Nutzungsvarianten für Guarkernmehl stiess man auf einige Eigenschaften, die diese Substanz als ideales Nahrungssupplement zur Verbesserung der Ernährungsbilanz prädestinieren. Im Vordergrund steht dabei zunächst einmal die **ungewöhnliche Quellfähigkeit des Guarkernmehls, welches in Verbindung mit Wasser schon in kleinsten Mengen grossvolumige Gele zu bilden vermag**: Bei sehr feinen, hochviskösen und schnell quellenden Qualitäten reicht beispielsweise ein halber Kaffeelöffel Guarkernmehl aus, um zwei Deziliter Wasser in eine geleeartige Masse zu verwandeln.

Dieses Guar-Gel füllt den Magen und bewirkt dadurch einen Sättigungs-Effekt, ohne dem Körper anderseits grosse Mengen an Energie zuzuführen. **Guarkernmehl besteht zwar aus Kohlenhydraten, doch können diese vom Organismus nur sehr langsam und bloss zu einem kleinen Teil verdaut werden.** Denn im Gegensatz zu normalen, leicht verdaulichen Kohlenhydraten mit einem standardisierten Brennwert von 4 Kilokalorien pro Gramm, können die Kohlenhydrate von Guar nur etwa zu einem Viertel ausgenützt werden. Dies bedeutet, dass ein Deziliter Guar-Gel nur etwa 1 Kcal enthält und damit brennwertmässig zu vernachlässigen ist. Zum Vergleich: Vollmilch liefert dem Körper ca. 66 Kcal und Fruchtsaft oder Limonade rund 50 Kcal pro Deziliter.

Guarkernmehl bietet somit einerseits die Möglichkeit, den Magen zu füllen und ein Gefühl der Sättigung auszulösen, anderseits den Vorteil, dass es die Verstoffwechslung leicht verdaulicher Kohlenhydrate stark in die Länge zieht. Zusätzliche Benefits der Substanz bestehen darin, dass **der Verdauungsprozess gefördert, Verstopfungen entgegengewirkt und die Darmperistaltik aktiviert wird.** Wichtig ist jedoch, dass Guarkernmehl stets mit genügend Wasser eingenommen wird – denn nur so können seine hohe Quellfähigkeit und die damit verbundenen Vorteile voll genutzt werden.

Chitosan – ein effizientes Bindemittel für die Neutralisierung überflüssiger Nahrungsfette

Obwohl Nahrungsfette in den wohl meisten Fällen nicht das Hauptproblem bei der Entstehung von körperlichem Übergewicht darstellen, ist insbesondere dort, wo es um den gezielten Abbau überflüssiger Pfunde geht, auch an eine Reduktion der Fettaufnahme zu denken. Dabei ist zu berücksichtigen, dass **Fette sättigende Eigenschaften und als Träger vieler Aromastoffe auch geschmackliche Vorzüge aufweisen. Deshalb sollten sie von einer Diät nicht ausgeschlossen werden.** Dies nicht zuletzt auch deshalb, weil verschiedene orthomolekulare Nährstoffe fettgebunden sind. Anderseits ist darauf zu achten, dass diese Fette nicht in die Fettdepots des Körpers eingelagert, sondern der Verdauung entzogen werden können. Denn nur auf diese Weise wird der Körper letztlich angeregt, seine Fettdepots abzubauen.

Dabei können bestimmte Nahrungsfasern helfen, die nicht nur der Verlangsamung und Harmonisierung der Verdauung, sondern auch der Verbesserung der Sättigungs-Effekte dienen. Zu den effizientesten Substanzen mit dieser Eigenschaft zählt das Chitosan, welches aus dem Chitin von Schalentieren – vorzugsweise Garnelen bzw. Crevetten – hergestellt wird. Bei diesem Herstellungsprozess werden die

Schalen zunächst gereinigt, danach fein gemahlen und in einer alkalischen Lösung aufgeschlossen. Beim letzteren dieser Prozesse **wird das Acetyl aus dem Rohmaterial herausgelöst, was dem Fertigprodukt die Fähigkeit verleiht, Fettsäuren zu binden.** Die mit den Fettstoffen eingegangene Verbindung ist dabei so stabil, dass die gel-ähnlichen, aus Chitosan und Fettsäure bestehenden Klümpchen sich dem Verdauungsprozess entziehen und den Körper unverdaut verlassen können.

Die Bezeichnung „Chitin" geht auf den französischen Forscher C. Rougier zurück, der im Rahmen seiner Forschungsarbeiten auch auf die Möglichkeiten zur Weiterverarbeitung des Rohstoffs zu Chitosan stiess. Allerdings dauerte es noch weit über 100 Jahre, bis die Eignung des Produkts als Nahrungsergänzungsmittel erkannt wurde. Zuvor war Chitosan während Jahrzehnten als effizientes Filtermaterial für die Elimination von Fettstoffen in verschiedensten industriellen Anwendungen sowie zur Hygienisierung von Trinkwasser eingesetzt worden. Erst in den späten Siebziger Jahren verfiel der amerikanische Wissenschaftler Dr. Ivan Furda auf die Idee, Chitosan für die menschliche Ernährung einzusetzen. **In verschiedenen Versuchen konnte er den Nachweis erbringen, dass der Fettbinde-Effekt auch im Magen funktioniert** – und zwar so gut, dass die Klümpchen aus Chitosan und Fettsäure stabil bleiben und bis zum Verlassen des Körpers nicht mehr aufgelöst werden können.

Chitosan ist in der Regel gut verträglich, zeigt keinerlei unerwünschte Nebenwirkungen und wird – unter der Voraussetzung einer ausreichenden Flüssigkeitsaufnahme – auch in grösseren Mengen gut vertragen. **Zur Erreichung einer optimalen Wirkung sollten Chitosan-Präparate etwa eine halbe Stunde vor opulenten Mahlzeiten mit reichlich**

Flüssigkeit eingenommen werden. Diese Form der Einnahme hat den Vorteil, dass die Substanz zusätzlich einen leicht appetithemmenden Effekt entfaltet.

Chitosan erbringt allerdings nur dann die gewünschten Effekte, wenn es umsichtig angewendet wird. In diesem Zusammenhang muss vor Illusionen, wie sie von unseriösen Auslobungen ausgelöst werden können, dringend gewarnt werden. Dies zeigt die folgende Kalkulation: 2 Gramm Chitosan erster Qualität – das sind bei handelsüblichen Produkten aus USA ca. 8 Kapseln – vermögen 15 bis 25 Gramm Fett zu binden. Dies wiederum entspricht 135 bis 225 Kilokalorien. Damit **eignet sich Chitosan vor allem für die Reduktion überschüssiger Fettstoffe in kleinerem bis mittlerem Ausmass.** Wer jedoch die Substanz gezielt zur Gewichtsreduktion einsetzen will, kommt um eine bewusste, kalorienreduzierte Ernährung und um ein gewisses Mass an körperlicher Bewegung nicht herum.

Denn erst **wenn es durch die konsequente Einschränkung des Konsums von Fettstoffen oder mit Hilfe von Chitosan gelingt, die Fettaufnahme des Körpers auf ein Minimum herunterzuschrauben, beginnt der Organismus auf seine Fettreserven zurückzugreifen und diese abzubauen.** Dazu bedarf es jedoch ausserdem eines gewissen Masses an physischen Aktivitäten, einer guten Versorgung mit Eiweiss, einer generell ballaststoffreichen (oder zusätzlich mit Ballaststoffen wie Guarkernmehl angereicherten) Ernährung und einer Reduktion des Konsums leicht verdaulicher Kohlenhydrate.

Als sehr hilfreich kann sich ausserdem die Aufnahme von Stoffen erweisen, welche die Umwandlung von Fett in Energie fördern. So beispielsweise der Aminosäure L-Carnitin. Diese ist in ihrer natürlichen Form vor allem im mageren Fleisch vorhanden; sie kann aber auch in Form von Nahrungssupplementen – die vor allem in Sportlerkreisen bekannt und sehr bliebt sind – aufgenommen werden.

Chitosan ist in Kapseln oder als Pulver erhältlich. Dabei sollte auf reines Chitosan mit einem möglichst feinen Mahlgrad geachtet werden, denn **je reiner und je feiner das Pulver, desto besser ist seine Fettabsorptionskraft.** Am effizientesten und zugleich kostengünstigsten ist dabei das lose Pulver, welches allerdings in Wasser aufgeschwemmt werden muss, ohne sich jedoch in diesem aufzulösen. Es bleibt deshalb in Suspension und hinterlässt beim Trinken das sensorische Gefühl winziger Brösel, was nicht jedermanns Sache ist. Anderseits hat diese Form der Einnahme den zusätzlichen Vorteil, dass es in Wasser oder eine andere Flüssigkeit eingerührt werden muss, um überhaupt geschluckt werden zu können, und dass danach mit einem weiteren grossen Glas Wasser nachgespült werden muss, damit an Zunge und Gaumen kein Pulver hängen bleibt.

Konkret bedeutet dies – und hier liegt denn auch der positive Aspekt der Verwendung von Chitosan in natürlicher Pulverform –, dass pro Kaffeelöffel Chitosan-Pulver ca. 1 dl Flüssigkeit aufgenommen werden und mit einem weiteren dl nachgespült werden muss. **Wer Chitosan regelmässig konsumiert, sollte pro Tag 2,5 bis 3 Liter Wasser trinken.** Nicht Wein, Spirituosen, Bier, Limonade, Kaffee oder Tee wohlverstanden, sondern reines Wasser. Und zwar nach Möglichkeit nicht kohlensäurehaltiges, sondern stilles Wasser. Dadurch kann Chitosan das nötige Volumen bilden, wodurch als positiver Nebeneffekt nicht nur eine gute Verdauung, sondern auch eine optimale Darmpassage und Darmperistaltik gewährleistet wird.

Wirbelsäule und Spinalkanal – Rückgrat des Lebens

Die Wirbelsäulen-Traktion bringt Rückenbeschwerden zum Verschwinden und hilft häufig auch bei Arthrosen

Arthrosen haben ihre Hauptursache oft in der Wirbelsäule: Rückenbeschwerden, Fehlstellungen einzelner Wirbel oder Verkrümmungen führen häufig zu Schonhaltungen, die sich negativ auf die Hüft- und Kniegelenke auswirken. Es erscheint deshalb angezeigt, bei Arthrosen auch eine Behandlung der Wirbelsäule in Betracht zu ziehen. Dies umso mehr, als es sich dabei in der Mehrzahl der Fälle um leichte Eingriffe handelt, die den Patienten rasche Erleichterung bringen. Ganz allgemein empfiehlt sich eine periodische Kontrolle des Rückgrats ab Alter 40 auch als präventive Massnahme, insbesondere aber bei akuten oder persistierenden Rückenbeschwerden. Denn:

In Mitteleuropa sind Rückenschmerzen die zweithäufigste Ursache für Arztbesuche. Schätzungen zufolge wird in unseren Breitengraden permanent rund ein Drittel aller Menschen von irgendwelchen Rückenbeschwerden geplagt. Weiter wird geschätzt, dass in dieser Region gegen 70 % aller Menschen mindestens einmal im Jahr Rückenprobleme erleiden. Die meisten dieser Leiden beziehen sich dabei auf die Lendenwirbelsäule, die – im Gegensatz etwa zur Brustwirbelsäule – üblicherweise den stärksten Belastungen ausgesetzt ist. Nicht nur Überbelastungen, sondern auch die heute weit verbreitete Bewegungsarmut führen dazu, dass das Rückgrat bei einer Mehrheit der Menschen ab Alter 40 leichte bis schwere Deformationen aufweist.

Dies vor allem in der Form von Wirbel-Fehlstellungen und zu geringer Abstände zwischen den Wirbelkörpern und den Bandscheiben. Mittels einer alten und leider in Vergessenheit geratenen physiotherapeutischen Methode kann dieses Problem durch periodische sanfte Eingriffe behoben werden. Die Wirbelsäule bleibt dadurch bis ins hohe Alter flexibel und funktionsfähig. Durch eine flächendeckende Applikation der Methode könnten somit unzählige Leidensbilder und viele riskante Operationen vermieden werden.

Ein Volksleiden und ein Kostenverursacher der Superlative

Am häufigsten treten Rückenprobleme ärztlichen Statistiken zufolge im Alter zwischen 50 und 70 Jahren auf. Nicht nur die volksgesundheitliche, sondern auch die volkswirtschaftliche Bedeutung dieses Leidens ist enorm: So werden beispielsweise In Deutschland Rückenschmerzen in 15 % aller Fälle als Ursache für Arbeitsunfähigkeit genannt. Und **nahezu 20 % aller Frühpensionierungen sind auf Rückenprobleme zurückzuführen.**

Zahlen aus Grossbritannien wiederum belegen, dass die indirekten Kosten für Rückenbeschwerden noch vor jenen für Alzheimer und Herz-Kreislauf-Störungen liegen. Und **in Deutschland werden die durch Rückenprobleme verursachten direkten und indirekten Kosten auf rund 2 Prozent des gesamten Bruttoinlandprodukts beziffert** – eine erschreckende Summe, die selbst den Gesundheitspolitikern nicht durchwegs geläufig sein dürfte.

Anthropologisch und evolutionsbiologisch betrachtet ist der aufrechte Gang des Menschen von den orthopädischen

Konditionen her noch nicht voll bewältigt worden, stellt doch die Wirbelsäule einen eigentlichen Schwachpunkt in der „Konstruktion" dar. Denn bei schwerer körperlicher Arbeit, wie sie eigentlich für die Menschen früherer Zeiten selbstverständlich war, **kommt es oft zu einer Überstrapazierung des Rückgrats** – wie dies arbeitsmedizinische Statistiken in teils dramatischer Art belegen –, während umgekehrt aber auch **eine schwache körperliche Beanspruchung leicht zu einer Erschlaffung der stützenden Muskulatur** und damit zu einem substanziellen Verlust an Stabilität führen kann.

Tatsächlich sind Rückenleiden nicht nur sehr verbreitet, sondern **auch aus ökonomischer Sicht wohl als das mit Abstand wichtigste gesundheitliche Problem unserer Zeit** zu betrachten – dicht gefolgt von den somatisch-gesundheitlichen Problemen, die auf dauernde Stressbelastungen zurückzuführen sind. Wobei Interaktionen zwischen diesen beiden Leidensbildern durchaus häufig sind, können doch Rückenleiden und die daraus resultierenden Schonhaltungen ihrerseits zu erheblichen Stresssymptomen führen.

Verbreitete Sekundärwirkungen von Rückenleiden

A propos Interaktionen: Über die offensichtlichen Rückenprobleme hinaus gibt es eine grosse Dunkelziffer von Beschwerden, die ihre Hauptursache in der Wirbelsäule haben, jedoch nicht als solche erkennbar sind bzw. von den behandelnden Personen nicht erkannt werden. **Tatsächlich können Fehlstellungen des Rückgrats auf andere Organe ausstrahlen** und die Nervensignale so beeinträchtigen, dass einzelne Organe suboptimal arbeiten.

Ausserdem können selbst durch leichte Defekte der Wirbelsäule direkt Fehlstellungen und Fehlhaltungen des Bewegungsapparats provoziert werden, die namentlich die Knie- und die Hüftgelenke betreffen. Und die bisweilen zu Problemen führen, die fälschlicherweise als arthritisch oder arthrotisch definiert werden, obwohl deren Ursache in der Wirbelsäule zu finden wäre. **Die Ursachen der Wirbel-Fehlstellungen wiederum sind sehr vielfältig.** Sie können pränataler Natur sein – wie beispielsweise bei manchen angeborenen Wirbelsäulen-Verkrümmungen oder Skoliosen und Becken-Schiefständen –, durch Unfälle entstehen oder durch Fehlhaltungen beim Sitzen, Gehen, Stehen und Liegen provoziert werden.

Die weitaus häufigste Ursache aber dürfte die Erschlaffung der Rückenmuskulatur sein, die durch eine in sitzender Haltung ausgeübte Tätigkeit begünstigt wird: Während eine gut trainierte Muskulatur die Wirbel in ihrer richtigen Position zu halten vermag, **kann die schlaffe, untrainierte Muskulatur dazu führen, dass besonders stark belastete Wirbel und die dazwischen liegenden Bandscheiben nach und nach recht eigentlich "aus der Reihe zu tanzen" beginnen.**

Eine häufige und **noch wenig bekannte Ursache liegt in Fehlstellungen des Gebisses**. Deshalb ist es wichtig, dass selbst bei kleineren Gebisskorrekturen stets darauf geachtet wird, dass die Zahnstellung funktional richtig ist und die Beissfunktionen so ablaufen, dass sich keine negativen Rückwirkungen auf die Wirbelsäule einstellen. Demzufolge sollte die Zahnstellung nicht beim bequemen Sitzen im Patientenstuhl des Zahnarztes, sondern von diesem beim Stehen der Patienten geprüft werden. In diesem Zusammenhang ist auch daran zu denken, dass Fehlstellungen der Zähne und des Gebisses nicht sofort zu Rückgrat-

Beschwerden führen, sondern diese in der Regel erst nach Jahren oder Jahrzehnten bewirken oder verstärken.

Lebensader Spinalkanal

Der Spinalkanal ist jene verhältnismäsig enge Öffnung zwischen Wirbelkörper und Dornfortsatz, in welchem die zentralen Nervenbahnen verlaufen, die das Hirn mit den einzelnen Organen und den Extremitäten des Körpers verbinden. Wird dieser Spinalkanal eingeengt (fachsprachlich als Stenose bezeichnet), so entstehen an den betroffenen Stellen nicht nur Schmerzen, sondern es kommt häufig auch zu einer Störung der Signalübermittlung und als deren Folge zu einer Beeinträchtigung von Körperfunktionen. **So leiden beispielsweise viele Senioren an einer Stenose im Lendenwirbelbereich.** Diese kann sich so auswirken, dass schon nach kurzer Gehstrecke die Beine zu schmerzen beginnen und eine langsamere Gangart oder eine Pause erfordern.

Es handelt sich dabei um eine **spezielle Form der sogenannten „Schaufensterkrankheit"**, die – weil häufig noch andere Sachverhalte vorliegen – in der Regel mit einer ungenügenden Mikrozirkulation und einem Mangel an Sauerstoff im Blut, aber **nur selten mit einer Stenose in Verbindung gebracht wird.** Deshalb bleiben diese Beeinträchtigungen oft lange Zeit unentdeckt. Der Terminus „Schaufensterkrankheit" rührt übrigens daher, dass Personen, die von einer raschen Ermüdung der Beinmuskulatur und starken Schmerzen in Unterschenkeln und Füssen betroffen sind, nach kurzer Strecke wieder einen Halt einschalten und diesen im städtischen Umfeld mit einer langen Betrachtung von Schaufensterauslagen kaschieren.

Die häufigste Form und Ursache einer Stenose ist jedoch der **Bandscheibenvorfall**, welcher dann entsteht, wenn eine Bandscheibe weggequetscht wird und gegen den Spinalkanal drückt. Solche Vorfälle können mit sehr starken Schmerzen verbunden sein und werden häufig durch operative Massnahmen behoben. Diese sind jedoch nicht nur recht riskant, sondern sie können in den wohl meisten Fällen auch vermieden werden, wenn man sich auf eine heute kaum mehr praktizierte Form einer physiotherapeutischen Behandlung besinnt, von der nachstehend die Rede sein wird.

Nicht ursächliche Behandlung von Rückenleiden

Tatsächlich **werden Rückenbeschwerden in der Schulmedizin häufig symptomatisch und palliativ – d.h. medikamentös, operativ und mit dem Ziel der Schmerzunterdrückung**, aber kaum ursächlich – behandelt. Dieses Vorgehen ist in vielen, möglicherweise gar in den meisten Fällen nicht adäquat und zielführend. Denn es ist davon auszugehen, dass manche Gelenkprobleme – insbesondere solche der Knie- und Hüftgelenke – grossteils auf einer Wechselwirkung von Wirbel- und Bandscheiben-Fehlstellungen auf der einen und einer Schonhaltung zur Vermeidung von Schmerzen auf der andern Seite beruhen und sich so nach und nach hochschaukeln, **bis eines Tages der Gelenkersatz unausweichlich erscheint.**

Denn Fehlhaltungen haben die Tendenz, sich über den ganzen Bewegungsapparat, dessen Bewegungen und Kräfteparallelogramme sehr fein aufeinander abgestimmt sind, fortzusetzen und weitere Gelenke in Mitleidenschaft zu ziehen. So kann es also durchaus vorkommen, dass die Fehlstellung eines einzelnen Wirbels oder einer Bandscheibe dazu führt, dass die Betroffenen damit beginnen, ein Bein leicht nachzuziehen, dass dadurch das Knie bei Gehen eine zunächst kaum merkliche Torsionsbewegung ausführt und dass diese wiederum zu einer Fehlbelastung des Gelenks führt. **So können Sekundärschäden entstehen, deren eigentliche Ursachen wohl in den wenigsten Fällen richtig erkannt werden.**

In manchen dieser Fälle würde eine Korrektur der Fehlstellungen in der Wirbelsäule einschliesslich einer Remission der Bandscheiben helfen, diese Wechselwirkungen zu unterbrechen und – allenfalls mit Hilfe weiterer ursächlicher Massnahmen zur gezielten Restitution der Gelenkknorpel und der Wiederherstellung oder Erhaltung ihrer Elastizität – eine grundlegende Besserung der Situation herbeizuführen. Und damit – wohl zur Enttäuschung eines blühenden Industriezweigs, der seine Erträge mit Ersatzgelenken und aufwändigen Operationen generiert – **den Einbau künstlicher Gelenke überflüssig machen.**

Daneben sind aber auch zahlreiche weitere körperliche Leiden und Beschwerden auf ein Problem mit der Wirbelsäule zurückzuführen, bei denen kaum jemand auf die Idee kommt, sie könnten ihre Ursache im Rückgrat haben. Ein sehr verbreitetes Leiden, dessen häufige Korrelation mit einem Defekt des Rückgrats in der Fachwelt kaum bekannt ist, betrifft Asthma: **Was für eine Lungenkrankheit unbekannter Ursache gehalten wird, findet ihren Kern nicht selten in einer Fehlstellung des 7. Halswirbels.** Tatsächlich kann es nach einer entsprechenden Korrektur durch eine fachgerechte Traktion zu einer Spontanheilung kommen, die vom Umfeld nicht selten als „Wunderheilung" wahrgenommen wird.

Die ursächliche Behandlung von Rückenbeschwerden durch Wirbel-Fehlstellungen und Versteifungen nennt sich „Traktion"

Worin aber besteht eine adäquate Behandlung von Fehlstellungen der Wirbelsäule bzw. einzelner Wirbel und Bandscheiben konkret? Sie besteht – vereinfacht gesagt – in einer so genannten **"Traktion" des Rückgrats. Dabei werden die Wirbel mittels ruckartiger Bewegungen auseinandergezogen, so dass sie sich neu positionieren können.** Dies ist deshalb von Bedeutung, weil die Fehlstellungen häufig erst durch die Verstetigung und Versteifung zum Problem werden.

Durch die Traktion werden indessen nicht nur die Wirbelkörper wieder in die richtige Position gebracht, sondern auch die Bandscheiben, die dadurch wieder genügend Platz zwischen den Wirbeln erhalten. **Leichtere Bandscheibenvorfälle, die durch ihren Druck auf die Nervenbahnen enorme Schmerzen verursachen können, lassen sich auf diese Weise bisweilen rasch wieder remittieren und die Schmerzen zum Verschwinden bringen.** Sind die Wirbelkörper und die Bandscheiben wieder im Lot, so beginnt sich nach und nach auch die Rückenmuskulatur auf die neue Situation einzustimmen. Umso besser, wenn dieser Prozess durch entsprechende Bewegungen und durch das Vermeiden langen, gleichförmigen Sitzens unterstützt wird.

In manchen Fällen können entsprechende Beschwerden bereits mit einer einzigen Behandlung zum Verschwinden gebracht werden, bei hartnäckigen und verschleppten Problemen sind meist mehrere Behandlungen erforderlich. In jedem Falle empfiehlt es sich, die entsprechenden Eingriffe – die sich in der Regel aus vier bis fünf unterschiedlichen raschen Dehnungszügen zusammensetzen – **in Abständen von jeweils drei bis vier Wochen vier bis sechs Mal zu wiederholen.**

Solche Eingriffe können auch präventiv erfolgen. Denn bei den meisten Personen über 40 befindet sich das Rückgrat nicht mehr in seinem Idealzustand, sondern weist – insbesondere auf der Höhe der Lendenwirbel – häufig gewisse leichte Verschiebungen, Versteifungen und Verhärtungen auf. Durch eine Traktion lassen sich diese Organe wieder restituieren bzw. reponieren, was die Gefahr entsprechender Probleme und durch diese verursachte Sekundärleiden im Bewegungsapparat und bei anderen Körperorganen drastisch herabsetzen kann.

Bedarf an Hilfsmitteln zur standardisierten Behandlung

Allerdings sind längst nicht alle Physiotherapeuten und Heilpraktiker, die sich auch auf orthopädischem Gebiet betätigen, in der Lage, die Traktionen optimal durchzuführen. Und ausserdem sind es nur wenige, die diese Behandlung vollständig – d.h. für alle Varianten bzw. Positionen – durchführen können. **Dazu kommt, dass die korrekte Durchführung dieser Behandlungen seitens der Therapeuten eine gewisse Kraft und Körpergrösse voraussetzt.** Und schliesslich muss der Therapeut auch darauf achten, dass er sich mit der Anwendung seiner Kunst nicht selber körperlich schädigt.

Es besteht aus diesen Gründen **faktisch ein ausgewiesener und grosser Bedarf an einer Vorrichtung oder einem Gerät,** mit welcher bzw. welchem sich entsprechende Anwendungen lege artis – d.h. in optimalem medizinischem und patientenspezifischem Modus – durchführen lassen und dass dabei nach einheitlichem und wiederholbarem Standard verfahren wird. Ganz abgesehen davon, dass bei Menschen mit beträchtlichem Übergewicht wie auch bei solchen, die eine starke Abneigung gegen Körperkontakte empfinden – wie sie entsprechende Behandlungen im Bereich der konventionellen Traktion nun einmal erfordern – auf entsprechende Hilfsmittel kaum verzichtet werden kann.

Genau genommen bedarf es nebst einem bedeutenden Kontingent spezialisierter Physiotherapeuten, welche die entsprechenden Eingriffe lege artis durchführen können, zweier verschiedener Systeme: Das eine ist **ein diagnostisches Gerät, welches Fehlstellungen und andere Anomalien der Wirbelsäule erfassen und mittels eines bildgebenden Verfahrens anzeigen kann.** Beim anderen handelt es sich um eine spezielle Liege mit beweglichem Schlitten und Motorantrieb, welche sowohl dem Training der Rückenmuskulatur wie auch der Reponierung der Wirbelsäule dient. Das diagnostische System bedarf der Bedienung durch einen Spezialisten, der die bildlichen Anzeigen richtig interpretieren und in entsprechende Handlungsoptionen umsetzen kann.

Umgekehrt dient das andere Gerät der differenzierenden Rückenmassage. Es stärkt die Rückenmuskulatur und wirkt zugleich in orthopädischem Sinne auf das Rückgrat ein. Eine entsprechende Maschine kann **sowohl im privaten Bereich wie auch im Arbeitsumfeld überall dort eingesetzt werden kann, wo ein entsprechender Handlungsbedarf besteht.** So müsste ein derartiges Gerät beispielsweise in Betrieben stehen, in welchen ein grösserer Teil der Arbeitskräfte schwere körperliche Arbeit unter Einbezug ihrer

Rückenmuskulatur leisten muss – so, dass sich die Betroffenen einmal pro Woche oder nach leichten bis mittleren Überstrapazierungen zu einer kurzen Massage darauflegen können.

Entsprechende Geräte wären **aber auch in Fitnesscenters sinnvoll**, ebenso als Zusatz-Dienstleistungen an verschiedensten Orten, wo sich Leute nach langen Phasen, die sie in sitzender Haltung verbracht haben, wieder ordentlich strecken möchten. Das kann beispielsweise in Personalaufenthalts- und sanitarischen Räumen von Bürobetrieben der Fall sein oder als kostenpflichtige Dienstleistung in Flughäfen oder Autobahn-Raststätten. Dort allenfalls als **neue Art eines Restitutionsraums, welcher gestressten wie auch ermüdeten Fahrern eine neue Art der Schnell-Erholung bietet**. Wichtig ist jedoch in jedem Fall eine fachkundige Instruktion.

Beide Gerätetypen sind heute verfügbar und können professionell eingesetzt werden – ebenso jene wenigen Fachleute, die noch die Kunst der Traktion beherrschen und die entsprechenden Kenntnisse und Fertigkeiten an Dritte weitergeben können. Was indessen noch fehlt, ist der Mut, das Problem entschlossen und pragmatisch anzupacken und damit **die Gesundheitskosten um eine respektablen Summe zu entlasten** – um einen Betrag mithin, der grösser sein dürfte als die Summe all jener kläglichen Rinnsale, die bislang durch sämtliche politisch induzierten ökonomischen Sparmassnahmen zusammengekommen sind.

Epilog

Managen Sie Ihre Gelenke!

"Gouverner, c'est prévoir!" Oder zu deutsch: Regieren heisst vorausschauen Dieser bekannte Ausspruch des französischen Publizisten und Verlegers Emile de Girardin gilt nicht nur für das Staatswesen und die Führung grosser Betriebe, sondern auch für **das "Management" des eigenen Körpers. Denn auch dieser will umsichtig geführt und behandelt sein**, wenn er lange gut funktionieren und dabei gesund bleiben soll. Zu einem umsichtigen Körper-Management gehört einerseits der kontinuierliche und vernünftige Gebrauch aller Körperorgane – denn nur das, was häufig und bestimmungsgemäss genutzt wird, bleibt lange in störungsfreier Funktion –, anderseits der stete "Dialog" mit dem eigenen Organismus und dessen Befindlichkeiten. Letzteres im Bestreben, allfällige Störungen frühzeitig wahrzunehmen und darauf angemessen zu reagieren.

Dies gilt für die Gelenke in ganz besonderem Masse. Denn Gelenke, die nicht regelmässig bewegt werden, verlieren nach und nach ihre volle Funktionsfähigkeit und -bereitschaft. Nicht umsonst sagt der Volksmund: Wer rastet, der rostet. Aus demselben Grund ist es ratsam, die ersten Anzeichen von Beweglichkeits-Einschränkungen und Schmerzen ernst zu nehmen. Denn insbesondere Arthrosen werden im Anfangsstadium kaum wahrgenommen. Um so wichtiger ist es, rasch auf solche Signale zu reagieren.

Dazu gehört nicht nur die medizinische Diagnose – die man sich übrigens im Falle einer Arthritis bzw. zu deren Unterscheidung von der Arthrose selbst stellen kann –, sondern auch **ein auf eigener Initiative basierendes**

Bewegungsprogramm und eine Ernährung, die den Gelenkknorpeln die zu ihrer Regeneration erforderlichen Substanzen zuführt. Anregungen, wie diese Aufgabe anzupacken ist, finden sich in diesem Buch reichlich – und sind auch das erklärte Ziel des Verfassers, der damit nicht nur recherchiertes Wissen und zusammengetragene Erkenntnisse, sondern auch eigene Erfahrungen weitervermittelt.

Dies ganz im Sinne eines umsichtigen Managements nicht nur im rein gesundheitlichen, sondern auch im ökonomisch-betriebswirtschaftlichen Sinne: Von einem Manager wird erwartet, dass er Risiken zu minimieren versteht, Chancen erkennt und wahrnimmt, die vorhandenen Betriebsmittel umsichtig einsetzt und ausschöpft und im übrigen den Betrieb so führt, dass mit kleinstmöglichem Aufwand ein optimales Resultat erzielt werden kann. Auf den menschlichen Körper im Allgemeinen und auf dessen Gelenke im Besonderen bezogen bedeutet dies:

- **Schützen Sie sich vor elektromagnetischer Strahlung.** Das ist die erste und wichtigste Regel für jede Krankheits-Prävention und jede therapieunterstützende Massnahme. Denn elektromagnetische Felder – die heute in unserem hochtechnisierten Umfeld praktisch überall vorhanden sind – verursachen während der Nachtstunden Stress statt Erholung. Und Stress wiederum ist mit rund 80 % aller Krankheiten und über 95 % aller chronischen Leiden direkt oder indirekt assoziiert – ganz besonders auch mit Arthritis und Arthrose. Demn entsprechenden Schutz können Sie für relativ wenig Geld durch die Installation eines e-Smog-Filters mit Wirkungsnachweis in Ihrem Schlafraum schaffen.

- **Schützen Sie sich auch vor geopathischen Strahlungen**, falls sich Ihr Schlafraum in einer gefährdeten Zone befindet (was Sie durch einen entsprechenden Test eines geübten Radiästheten herausfinden können). Diese Massnahme ist allerdings schon etwas aufwändiger, wenn es um den Schutz ganzer Räume oder Häuser geht. Leichter und günstiger ist der Schutz einzelner Schlafstätten zu schaffen – so beispielsweise durch eine abschirmende Matte, die zwischen die Untermatratze und die Matratze gelegt wird.

- **Betreiben Sie Risiko-Minimierung** durch die permanente kritische Selbstkontrolle der Gelenkfunktionen und durch die moderate Zufuhr von orthomolekularen Stoffen, welche dem Aufbau und der Regeneration von Knorpelmasse dienen – namentlich Glucosamin und Chondroitinsulfat. Zu den risikovermindernden Massnahmen zählt auch eine frühzeitige Diagnostik bei ersten ernsthaften Anzeichen für Probleme mit den Gelenken.

- **Erkennen Sie gesundheitliche Bedrohungen und Chancen** frühzeitig durch Aufmerksamkeit und Interesse für die Funktionen des eigenen Körpers und seiner Gelenke wie auch durch das stete Bemühen um einen guten, aktuellen Informationsstand über Möglichkeiten zur Erhaltung und Optimierung des Gesundheitszustands.

- **Betreiben Sie einen umsichtigen Einsatz der körperlichen "Produktions- und Betriebsmittel"** durch konsequentes Bewegen aller Gelenke unter Vermeidung sogenannter "Schonhaltungen", aber auch von Überbeanspruchungen durch Übergewicht, Heben schwerer Lasten, unkoordinierte und unharmonische Bewegungsabläufe,

Stösse und Überdehnungen.

- Streben Sie optimale Resultate bei möglichst geringem Aufwand an durch die richtige (Selbst)-Diagnose und **den kombinierten Einsatz sanfter präventiv- und komplementärmedizinischer Mittel** im Sinne des hier vorgestellten Katalogs. Starke medikamentöse Behandlungen und chirurgische Eingriffe sollten dabei stets als "ultima ratio" – d.h. als äusserstes Mittel – betrachtet werden. Dies nicht nur aus Gründen des hohen Aufwands, sondern auch wegen allfälliger Risiken, Nebenwirkungen und Folgekosten.

Wer seinen Körper und seine Gelenke nach diesen Grundsätzen "managt", schafft sich damit zwar keine absolute Garantie, dass er von Gelenkproblemen verschont bleibt. Aber er – oder sie – erarbeitet sich damit die bestmöglichen Voraussetzungen, um sich lange einer uneingeschränkten Mobilität erfreuen zu können. Mobilität aber ist das A und das O dafür, dass man auch das Alter unter Wahrung einer möglichst grossen Unabhängigkeit leben und geniessen kann.

Deshalb: **Managen Sie Ihre Gelenke und freuen Sie sich über Ihre Beweglichkeit!**

Zum Verfasser

Beat René Roggen entstammt einer Familie, in welcher die Berufsbilder der Apotheker auf der einen und der Hoteliers auf der anderen Seite auffällig stark vertreten sind. Es dürfte deshalb kein Zufall sein, dass er sich nach seiner Ausbildung zum Journalisten besonders häufig mit Fragen der Gesundheit, der Präventivmedizin und der Ernährung auseinander setzte.

In seiner Eigenschaft als Fachjournalist und PR-Fachmann bearbeitete er diese Themenbereiche während vieler Jahre im Auftrag von Institutionen und Unternehmen der Vorsorge, der präventiven und therapeutischen Medizin, der pharmazeutischen Industrie sowie der Nahrungs- und der Nahrungsergänzungsmittelbranche.

Dabei engagierte er sich stets für die Aspekte der Prophylaxe wie auch für eine Gesundheitspolitik, die auf eine bessere Information der Konsumenten und Patienten abstellt und sich jeder Bevormundung mündiger Bürger enthält. "Ein informierter Patient ist auch ein ökonomischer Patient", schreibt er im Vorwort zu seinem 2002 erschienenen Werk "Nahrungsergänzungsmittel – Mode-Erscheinung oder Weg zu besserer Gesundheit und längerem Leben?"

Nach seiner Überzeugung führt der Weg aus dem Schlamassel, in das sich unsere Gesundheitspolitik in den letzten Jahren immer weiter manövriert hat, denn auch einzig über die wachsende Selbstkompetenz der Patienten. Und nicht über eine stets lückenlosere und teurere Gesundheitsbürokratie und eine Gesundheitspolitik, die sich in immer gehässigeren Schuldzuweisungen und immer hilfloseren Sparappellen an Ärzte, Apotheker, Pharmabranche und Spitalverwaltungen ergeht.

Sein Interesse für Fragen der Gesundheitsvorsorge hat ihn unter anderem dazu bewogen, sich eingehend mit der Situation in den USA zu beschäftigen, wo 1994 durch die Freigabe der meisten Nahrungsergänzungsmittel und Phytoprodukte im Rahmen der vom amerikanischen Kongress beschlossenen "Dietary Supplement Health and Education Act" ein neues Kapitel der Gesundheitserziehung, der Prävention sowie der Konsumenten- und der Patienten-Autonomie aufgeschlagen wurde.

Es war für Beat René Roggen eine prägende Erfahrung, feststellen zu müssen, dass europäische Gesundheitsbehörden auf den amerikanischen Liberalisierungsschritt mit Unverständnis und teilweise gar mit Aggressivität reagierten, ohne auch nur einen Gedanken an die möglichen Gründe und Motive zu verschwenden, die den amerikanischen Kongress zu diesem Schritt bewogen haben mochten. Und es enttäuschte ihn sehr, dass der Argwohn gegen diese Entwicklung zu höherer Patienten-Selbstbestimmung ausgerechnet in Deutschland, Österreich und der Schweiz am grössten war – Ländern mithin, die sich einiges auf ihr demokratisches Grundverständnis einbilden.

Hier liegt denn auch der Schlüssel zum jüngsten journalistischen Engagement des Autors für Fragen der Gesundheitsvorsorge und des eigenverantwortlichen Handelns mündiger Patienten in diesem buchstäblich lebenswichtigen Bereich.

Mit dem vorliegenden Werk nimmt er sich eines Themas an, welches in der modernen arbeitsteiligen Gesellschaft eine immer grössere Rolle spielt und heute zu den wichtigsten Faktoren der Kostenexplosion im Gesundheitswesen zählt: Arthrose. Galt dieses verbreitete Leiden bis vor kurzem noch als alters- und verhaltensbedingte Abnützungskrankheit ohne Aussichten auf Heilung, gelangen heute immer mehr Akteure im Gesundheitswesen zur Auffassung, dass das Problem differenzierter zu betrachten sei. Anlass dazu gaben primär die orthomolekulare und die alternative Medizin, welche neue und aussichtsreiche Wege der Behandlung und Prävention aufzuzeigen vermochten.

Im Rahmen seines fachjournalistischen Engagements befasste sich der Autor nicht nur selbst mit den Wirkungen der neu entdeckten naturmedizinischen Präparate und Methoden, sondern er führte auch zahlreiche Gespräche mit Betroffenen, welche ihn über Entwicklung und Ausprägungen der Krankheit wie auch über Möglichkeiten ihrer umsichtigen und sanften Behandlung manch neue Information lieferten. Daraus entwickelte Beat René Roggen nicht nur eine neue und in dieser Form noch kaum je vertretene These über die Entstehung und Entwicklung des Volksleidens Arthrose, sondern auch einen ganzen Massnahmenkatalog. Letzteren gleichsam als eine Art Rezeptbuch zur effizienten Prävention und Behandlung von Arthrose und mit dieser assoziierter Leidensbilder mit Mitteln der sanften, orthomolekularen Medizin.

Informations- und Bezugsquellen

Die in diesem Buch vorgestellten Phyto-Präparate und Nahrungsergänzungsmittel sind in etlichen europäischen Ländern aufgrund unterschiedlicher pharmazeutischer oder lebensmittelrechtlicher Einstufungen, anderer Marktordnungen oder inkompatibler Zulassungsordnungen zum Teil nicht oder nur unter prohibitiven Auflagen erhältlich. Die Beschaffung entsprechender Präparate kann sich deshalb als schwierig erweisen

Anderseits gestatten jedoch die meisten Länder ihren Einwohnern die Beschaffung entsprechender Präparate im Ausland, wenn diese nicht unter bestimmte Verbote – wie z.B. Betäubungsmittel oder Anabolika – fallen oder einer verschärften Rezeptpflicht unterliegen und wenn sie zum Eigengebrauch bestimmt sind. Massgeblich ist in der Regel der Aspekt, ob die entsprechenden Präparate in den Herkunftsländern zugelassen und verkehrsfähig sind.

Mittlerweile können jedoch nahezu alle Präparate über seriöse Webshops beschafft werden. Die Seriosität der Shops lässt sich in der Regel anhand der einschlägigen Kontroll-Zertifikate wie auch der Frage feststellen, ob die Anbieter über eine einschlägige Rechtsform verfügen und über eine Anlaufstelle für Auskünfte erreichbar sind.

Nachträge und aktuelle Informationen werden periodisch in der Webdomain der Arbeitsgemeinschaft Innovationcontainer – www.innovationscontainer.com – publiziert.